第二届全国健康传播金牌讲师大赛
经典瞬间回顾

名家授课

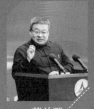

董关鹏

中国传媒大学政府与公共事务学院院长

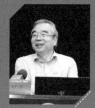

毛群安

国家卫生健康委员会信息与规划司司长、健康传播行动推进委员会办公室副主任

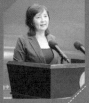

宋树立

中日友好医院党委书记

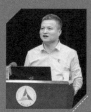

杨宇军

中国传媒大学媒介与公共事务研究院院长

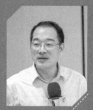

彭锋

中国互联网发展基金会副秘书长

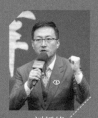

刘哲峰

中国医师协会健康传播工作委员会常务副主任委员

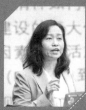

刘霞

中华预防医学会副秘书长

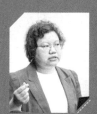

张红苹

中国家庭报社社长、总编辑

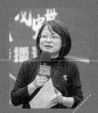

赵俐

中国传媒大学播音
主持艺术学院教授

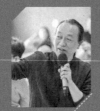

杨祥

中国电影电视技术
学会摄影摄像专业
委员会副主任

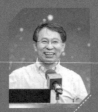

谭先杰

北京协和医院妇产
科主任医师、教
授、博士生导师

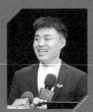

陶勇

北京朝阳医院眼科
主任医师

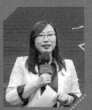

邻颖波

中国医师协会健康
传播工作委员会副
秘书长

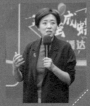

李颖

媒商实验室首席专家

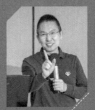

陈广泰

广东省卫生健康委
员会网站与新媒体
运维小组组长

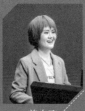

姜水飞

《我是演说家》
总撰稿

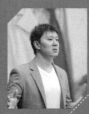

尚书

沈阳市第五人民医
院内镜诊疗中心
主任

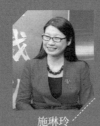

施琳玲

中国医师协会健康
传播工作委员会常
务副主任委员兼秘
书长、南通大学附
属医院党委宣传部
部长

总决赛评委专家语录

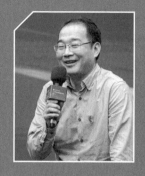

彭 锋
（中国互联网发展基金会副秘书长）

互联网哪有那么多精心准备的传播，都是措手不及的"战斗"，蝴蝶学院特训营的时间很短，大家可能经过了很多的磨炼，但我希望大家离开这以后"忘掉"这里，"忘掉"所有的技巧，还原生活中本真的你、真实的你，到手术室去，到群众中去，到最需要的真实的医生和人民中去，用你们的真诚去告诉他们，什么叫"人民至上"和"生命至上"。

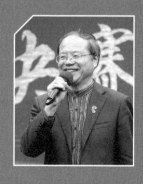

张海澄
（北京大学医学继续教育学院院长）

健康和传播是两个专业，我们现在已经可以做到两个专业的融合。今天我非常感动，因为我看到每一位选手都有了质的提升。最让我感动的是你们找到了健康传播的魂，就是"初心"。情感所能够带给传播的，比你的技巧、比你的专业、比你的知识、比你的理论强上无数倍。今天非常高兴看到大家真的是化茧成蝶，希望你们带动全国健康传播事业不断发展。

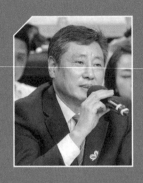

马卫东

（南通大学附属医院党委常务副书记）

　　作为一名医院的管理者我感到我们需要你们，一家医院不管是医院的品牌、科室的品牌、还是我们临床医生和专家的品牌，都需要你们去打造。沟通医患之间最好的桥梁就是你们，希望你们能够多宣传一线、弘扬正能量，把"健康"的品牌宣传出去。

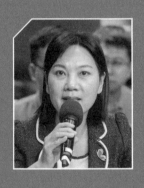

武素英

（河南省人民医院党委副书记）

　　不管是赛事的设置、还是选手的表现都非常精彩，选手们都能在做好本职工作的同时全身心投入到这样的健康传播大赛中去，而且能抓住热点、汇聚焦点、突出重点、展示亮点，体现了责任和担当。我希望今天选出的金牌讲师能组团走到全国各地去授课、去给大家宣讲。我们已经破茧成蝶，让我们蝶飞齐舞，舞动中国。

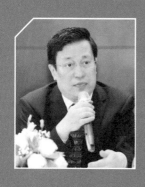

支修益
（清华大学附属北京长庚医院肺癌中心主任）

要进行健康教育与健康管理，其实健康传播最重要。无论多么好的科普知识、多么好的科普作品，如果没有好的方式传播出去，老百姓也听不懂，也改变不了他们的生活方式，也改变不了他们的就医方式。蝴蝶学院的特训方式是很好的尝试，最终产生了很好的社会效应。祝贺蝴蝶学院短短两期能取得这么大的成绩，也祝贺选手们有这么好的表现。

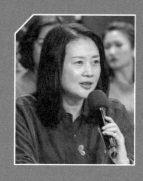

姜　蕾
（中国青年报文化中心主任）

很感动！非常高兴今天参加了这样一个活动，对我来讲真的是全程"有泪点、无尿点"，非常激动。从选手们身上感受到的就是"温暖"和"真实"的力量。我打高分的选手大多数是来自基层的、来自一线的医师群体，你们才是最有力量的。祝我们的金蝶们振翅齐飞，飞向每一个需要你们的人群。

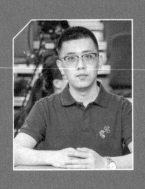

张灏然

（国务院国有资产监督管理委员会新闻中心新媒体平台"国资小新"主编）

选手的表现各具特色，不仅体现出了强烈的传播意识，也体现出了扎实的医学专业功底。特别希望各位选手能以蝴蝶学院这样一个平台为契机，发挥自己"种子"的作用，以实现我们整个医疗系统对于健康传播高度重视的目的，并且形成一个非常强大的由上到下、由下到上、整体的、系统的效应。

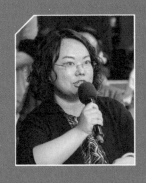

袁 月

（搜狐健康主编）

和每位选手转述一句话，也是经常对我们的记者、编辑们说的一句话，那就是"我不在乎你们做了什么、写了什么、说了什么，而在乎下边的受众他们感受到你们做了什么、写了什么、说了什么"。这也是今天我的一个评分标准。我非常在乎细节，因为我要传递给我的受众的，让他们感觉到的是"我是真的"。作为这个行业的代表，我是真的在把一种爱、一种敬畏传递给我的受众，所以我不允许自己演，哪怕我很疲惫或者说我从一个特别辛劳的状态转到我的读者面前，我也希望"我是真实的"。

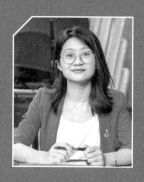

余易安

（北京儿童医院党办主任）

我参加过热身赛，所以感觉这是火箭班，因为大家的提升都非常大。比赛之后大家一定要把健康传播的技能带到各个地方去、带给更多的人，只有这样，我们的蝴蝶才能展翅高飞、播撒种子，才有更多的人做健康传播。

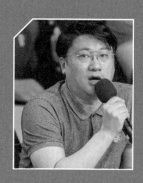

张 洋

（健康类新媒体"一个有点理想的记者"）

所有选手的表现都非常精彩，能力非常均衡。希望大家都能够把健康传播的知识用在自己未来的新媒体创作当中，也希望我们这个比赛以后能多加入一些新的元素，能把更丰富的实战元素加入进去。

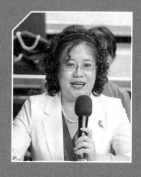

徐 静

（吉林大学第一医院净月分院副院长）

"初心"可以让我们走得更远，"热爱"能让我们增加更多力量。希望我们所有的彩蝶飞入寻常百姓家，走进他们的需求当中！在未来我相信这就是一股不可忽视的中国力量。

未来沙龙

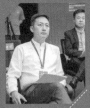

刘哲峰

中国医师协会健康
传播工作委员会常
务副主任委员

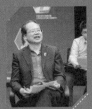

张海澄

北京大学医学继续
教育学院院长

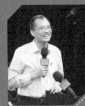

孙 涛

南开大学继续教育
学院副院长

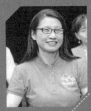

施琳玲

中国医师协会健康
传播工作委员会常
务副主任委员兼秘
书长、南通大学附
属医院党委宣传部
部长

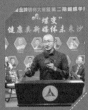

张文鹤

健康类新媒体"仙
鹤大叔张文鹤"

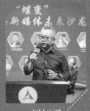

刘加勇

健康类新媒体"刘
加勇医生"

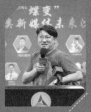

张 洋

健康类新媒体"一
个有点理想的记者"

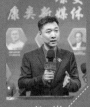

高 巍

健康类新媒体"医
路向前巍子"

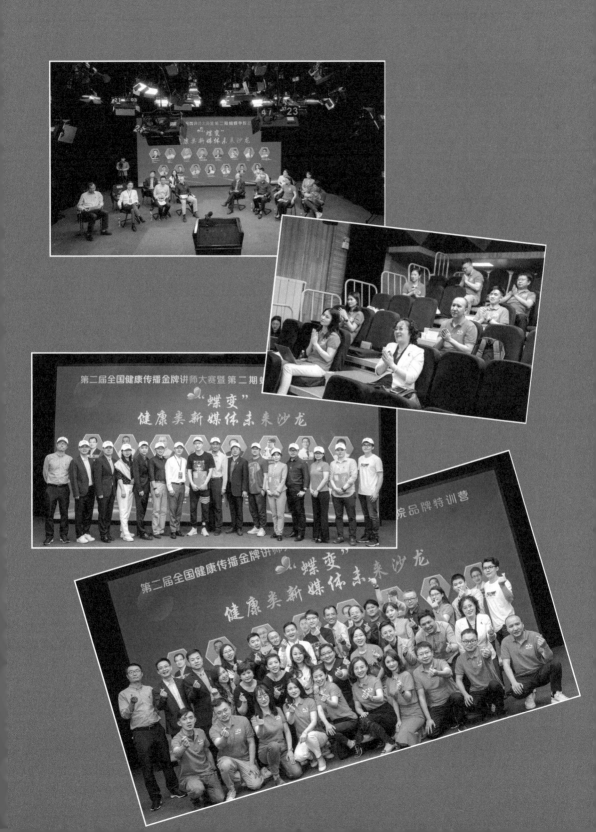

鹏战队

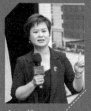

安　静

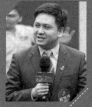

戴恒伟

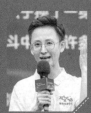

贺秋实

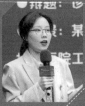

黄珊珊

莫舒敏

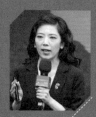

赵影思

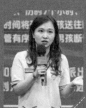

兰　天

孙峰松

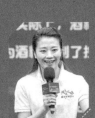

王俊苏

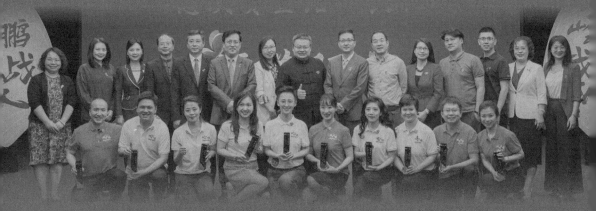

峰战队

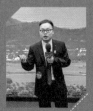

程晓亮

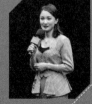

邓淞泽

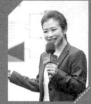

古 艳

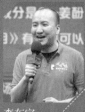

李东宇

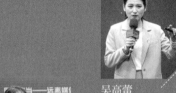

秦嘉若

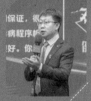

张 曦

吴高蕾

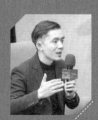

姚 帅

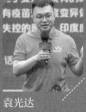

袁光达

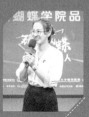

张 宇

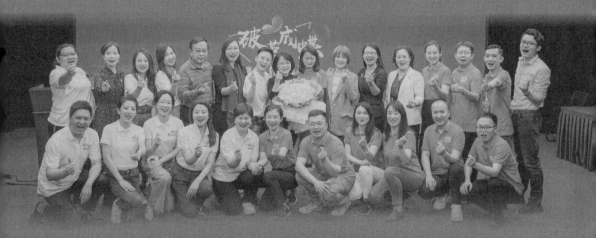

现场花絮

第一天现场集锦

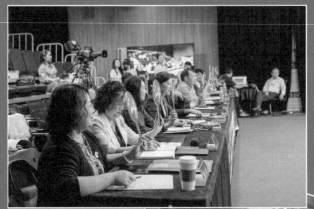

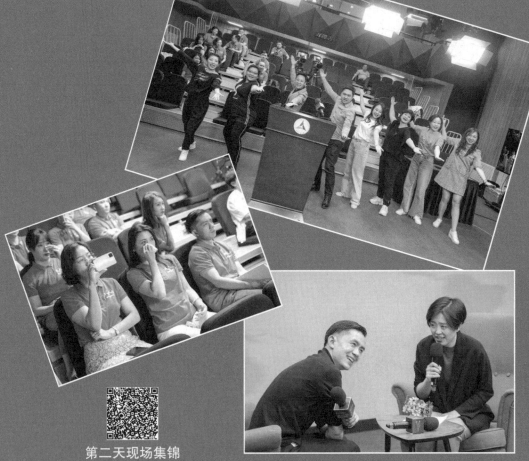

第二天现场集锦

第三天现场集锦

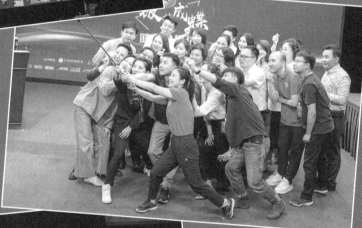

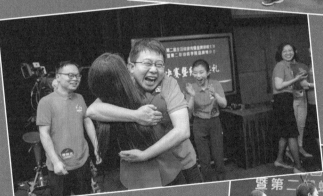

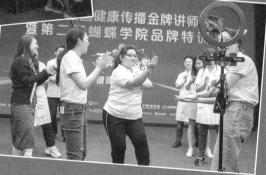

第四天现场集锦

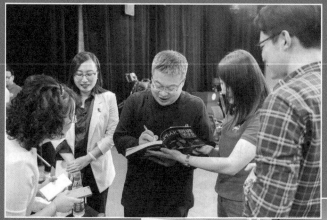

第五天现场集锦

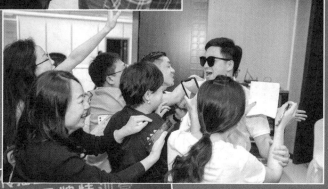

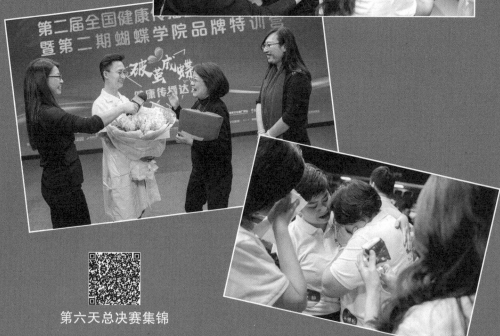

第六天总决赛集锦

新媒体能力

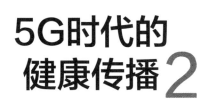

5G时代的
健康传播2

快速进阶实战指导

主编 刘哲峰 施琳玲 郐颖波

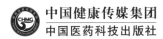

中国健康传媒集团

中国医药科技出版社

内容提要

适应 5G 全媒体时代，提升健康传播能力，是广大健康内容提供者、健康传播工作者思考关注的重要问题。本书针对 5G 时代健康传播的新媒体能力快速进阶进行指导，全景回顾第二届全国健康传播金牌讲师大赛，既有政策解读，又有实战指导，及时地契合了广大健康传播工作者对提升新媒体能力的需求。书中汇集第二届全国健康传播金牌讲师大赛的一手资料，有资深新闻发言人、专家教授、知名学者的经典理论和前沿观点，大赛的实战案例和专家点评，以及健康传播大咖的倾情相授，全方位展示如何适应 5G 时代做好健康传播。

图书在版编目（CIP）数据

5G 时代的健康传播：快速进阶实战指导 . 2 / 刘哲峰，施琳玲，郐颖波主编 . — 北京：中国医药科技出版社，2021.11

ISBN 978-7-5214-2760-8

Ⅰ . ① 5… Ⅱ . ①刘… ②施… ③郐… Ⅲ . ①保健—基本知识 Ⅳ . ① R161

中国版本图书馆 CIP 数据核字（2021）第 217057 号

美术编辑 陈君杞
版式设计 也 在

出版 **中国健康传媒集团** | **中国医药科技出版社**
地址 北京市海淀区文慧园北路甲 22 号
邮编 100082
电话 发行：010-62227427 邮购：010-62236938
网址 www.cmstp.com
规格 710×1000mm ¹/₁₆
印张 12 ³/₄
字数 200 千字
版次 2021 年 11 月第 1 版
印次 2021 年 11 月第 1 次印刷
印刷 三河市万龙印装有限公司
经销 全国各地新华书店
书号 ISBN 978-7-5214-2760-8
定价 70.00 元

获取新书信息、投稿、为图书纠错，请扫码联系我们。

编委会

前言

蝴蝶学院的故事

2020年12月，中央电视台主持人白岩松携《对白》栏目团队走进江苏南通，在南通大学做了武汉战疫之后的首场专题演讲《2020说健康》。演讲中他深情表达："这里是唯一一个我主动要求来的地方。是什么召唤我和吸引我？可能就是一只'蝴蝶'的力量。"

这只"蝴蝶"名曰"蝴蝶学院"，诞生于长江之滨的崇川福地南通，2018年由中国医师协会健康传播工作委员会和中国传媒大学媒介与公共事务研究院发起创建。古有"南通州北通州，南北通州通南北"，今有"蝴蝶学院"，可谓互联网时代续写的又一段佳话。

蝴蝶学院作为新型培训共享平台和健康传播智库，致力于开展健康传播新媒体人才的培育孵化与健康传播领域的研究，承载着连接赋能舞动健康的使命，以"开放、平等、共享"的互联网精神，聚合了一大批有情怀、有实力的健康传播新媒体人才，总粉丝数达到亿级。

蝴蝶学院建有"线上"与"线下"的双轨培训体系，以1个联合总实训基地、1个联合研究中心、2个创新基地、22个实训基地为依托，已形成辐射全国的二级培训体系和线下实训网络，已成为健康传播充电进阶的必选之地。

一年一度的蝴蝶学院品牌特训营暨全国健康传播金牌讲师大赛在健康传播领域极具盛名。首届大赛就创下N个"第一"，第一次聚合三大部委级新闻发言人登上讲台，第一次采用"以培代赛、以赛代培"的创新模式，第一次将综艺节目的艺术元素融入健康传播大赛，第一个在《国务院关于实施健康中国行动的意见》出台后举办的高规格专项特训，大赛引起健康传播界的极

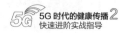
大关注，学员在特训下完美蜕变，目前国内健康类短视频平台第一人就由蝴蝶学院成功孵化，个人粉丝数已超2000万。第二届全国健康传播金牌讲师大赛更是汇聚了国内医学各专业领域的大咖担任导师，导师团的总粉丝数近1亿，堪称史上最强导师团。

本书从不同纬度、不同层面介绍了第二届全国健康传播金牌讲师大赛暨第二届蝴蝶学院品牌特训营健康传播人才孵化创新模式的经验和特色，内容紧跟时代步伐，具有示范性和推广性。在书中，读者不仅可以感受到金牌导师团的感染力以及蝴蝶学院历届、新生代金牌讲师的创造力，还可以体会到蝴蝶学院区别于一般培训机构的独特魅力。相信本书对各级卫生健康部门、医疗机构、健康传媒平台、健康传播自媒体人在开展健康传播工作时具有积极的参考借鉴意义。

蝴蝶学院推出的"基层健康传播能力提升工程"于2019年11月全面启动，布点全国的实训基地以双选方式牵手国家级贫困县医疗机构。2021年10月，蝴蝶学院总实训基地正式落户南通大学附属医院，这是一个在全国范围内具有示范标杆意义的融媒体中心，这将注定在健康传播领域引发一场"蝴蝶风暴"。

蝴蝶学院聚合的不仅是技术、资源与人才，更是健康传播者的初心使命与家国情怀。在人类命运共同体的大时代背景之下，蝴蝶学院构建的是医患共同体、健康传播共同体。

"左手是专业，右手是传播"，

那将是未来医生的模样，

也将是蝴蝶学院未来的使命。

施琳玲

中国医师协会健康传播工作委员会常务副主任委员兼秘书长

蝴蝶学院联合创始人

2021年10月

目　录

［总　论］

健康中国建设和新媒介环境下的健康传播　毛群安　/ 2

［上　篇
赋　能］

第一章　5G时代的健康传播技巧 / 12

故事的要素与讲述的艺术　董关鹏　/ 12

讲好标题句　不做标题党　杨宇军　/ 16

全媒体时代的传播赋能　邬颖波　/ 21

媒商时代医疗传播策略与危机处置　李颖　/ 25

卫生健康文化视角下的健康传播　张红苹　/ 30

如何讲好故事　姜水飞　/ 34

面对镜头的技术与艺术　杨祥　/ 39

新媒体活动营销　陈广泰　/ 44

第二章　5G时代的健康传播人 / 49

知识、情感与灵魂——健康科普之我见　陶勇　/ 49

网红医生的过去、现在、未来　张文鹤　/ 53

"一夜成名"背后的初心与利他　刘加勇　/ 55

你不上台，永远只能是观众　高巍　/ 60

初心传播锻造医生品牌　尚书　/ 63

［中 篇］
实 战

第一章　选手风采 / 70

袁光达　/ 70　　　　　　　王俊苏　/ 77

姚帅　/ 71　　　　　　　　孙峰松　/ 77

贺秋实　/ 71　　　　　　　兰天　/ 78

黄珊珊　/ 72　　　　　　　古艳　/ 78

张曦　/ 73　　　　　　　　赵影思　/ 79

邓淞泽　/ 73　　　　　　　戴恒玮　/ 80

安静　/ 74　　　　　　　　李东宇　/ 80

程晓亮　/ 75　　　　　　　吴高蕾　/ 81

秦嘉若　/ 75　　　　　　　张宇　/ 82

莫舒敏　/ 76

第二章　鹏峰战队精彩对决 / 83

第一组　安静VS吴高蕾　/ 83

第二组　贺秋实VS邓淞泽　/ 84

第三组　王俊苏VS张曦　/ 86

第四组　黄珊珊VS张宇 / 87

第五组　戴恒玮VS袁光达 / 89

第六组　莫舒敏VS李东宇 / 90

第七组　兰天VS古艳 / 92

第八组　姚帅VS赵影思 / 93

第九组　孙峰松VS程晓亮 / 95

第十组　贺秋实VS秦嘉若 / 96

第三章　团队展示 / 99

鹏战队 / 99

峰战队 / 101

【鹏说】鹏战队队长董关鹏点评 / 103

【峰说】峰战队队长刘哲峰点评 / 103

【评委点评】 / 104

［下　篇］
青年说

新媒体时代下医者如何谱好"科普华章"　袁光达 / 110

健康科普口传心授方得其精　秦嘉若 / 112

浅谈对健康传播的认识　张宇 / 115

用"营销"思维为健康科普品牌加分　戴恒玮 / 117

健康传播，促进行为改变　古艳 / 123

敢问路在何方　吴高蕾 / 127

谈谈如何做好农村健康传播　程晓亮　/ 129

健康传播之我见　姚帅　/ 132

"不务正业"的外科医生　张曦　/ 135

5G时代，短视频助力中医药宣传"快"起来　安静　/ 136

健康传播故事会：病毒和动物教会我的事　黄珊珊　/ 141

如何抵达医者之纯粹　之厚道　之天然——关于"1+X"医学人文
　　素养培训的一些思考　贺秋实　/ 145

"小切口"大作用　健康传播有"心""机"　王俊苏　/ 151

健康传播见证爱的奇迹　兰天　/ 158

[**特别致敬篇**]

5G时代健康传播的迭代　刘哲峰　/ 164

附　蝴蝶学院简介　/ 176

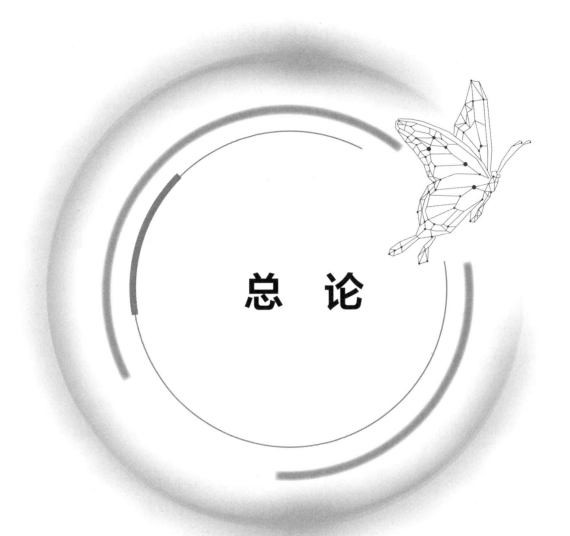

总　论

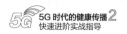
健康中国建设和新媒介环境下的健康传播

毛群安
国家卫生健康委员会信息与规划司司长、健康传播行动推进委员会办公室
副主任

新媒体为健康传播提供了难得的机遇，能否抓住这个机遇，提升健康传播成效是关键问题。结合健康中国的国家战略和健康中国行动与健康传播相关内容，讲四方面问题。

深刻领会健康中国战略的历史背景和重大意义

充分体现了党和政府始终高度重视人民健康

中国共产党从成立之初就把保障人民健康同争取民族独立、人民解放事业紧紧联系在一起。实施健康中国战略体现了党和政府对人民健康的高度重视。

在党的第二次全国代表大会上，就把保护劳动者健康和福利写入了党纲。1921年建党，1931年党在瑞金创办了《健康报》。建党初期工作千头万绪，为什么要创办一个宣传卫生政策主张、宣传防病知识的刊物？这足见党对健康工作的重视。

1933年11月，毛泽东到兴国县长冈乡实地调查之后，写出《长冈乡调查》。毛泽东发现苏区卫生条件恶劣，传染病多发。"疾病是苏区中一大仇敌，因为它减弱我们的力量。发动广大群众的卫生运动，减少疾病以至消灭疾病，是每个乡苏维埃的责任"，毛泽东建议每个乡苏维埃要有一个卫生委员会。

虽然"爱国卫生运动"1952年才被命名，起源却可以追溯到20世纪30年代初，党在苏区、在根据地已经广泛开展了群众性的卫生运动。

新中国成立时，国家经济水平低下，广大农村缺乏基本医疗卫生服务。根据毛泽东"必须把卫生防疫和一般医疗工作看成一项重大的政治任务，极力发展这项工作"的指示，在很短时间里国家建立了县、乡、村三级医疗体系，创造了以预防保健、合作医疗、赤脚医生为重点的农村卫生模式，为全球贡献了重要经验。纪念《阿拉木图宣言》30周年大会上，世界卫生组织表示《阿拉木图宣言》的原型来自中国农村医疗卫生工作。

中央档案馆收藏了1958年1月毛泽东亲笔起草的一个通知，要求各省（市、自治区）党委开展以除"四害"为核心的爱国卫生运动，动员各行各业、做到家喻户晓，尽管当时国家的经济能力、医疗卫生水平低下，却成功控制了霍乱、鼠疫、小儿麻痹、天花等传染性疾病，这充分体现出了全社会动员、广泛开展爱国卫生运动的重要作用。

改革开放以来，国家卫生健康事业进入快速发展时期，建立了基本医疗保障制度。2009年开始的基本公共卫生服务项目对促进全民健康产生了极大推动作用。我国有效防控新型冠状病毒肺炎疫情（以下简称"新冠肺炎疫情"），就集中体现了党和政府"人民至上、生命至上"的执政理念。回望党的百年历程、回顾新中国卫生健康事业发展史，无不体现着党和政府对人民健康的高度重视。

关系我国现代化建设全局的战略任务

2016年全国卫生与健康大会上，习近平总书记对健康做了非常精辟的阐述："健康是促进人全面发展的必然要求，也是广大人民群众的共同追求。健康是经济社会发展的基础条件，是国家富强和人民幸福的重要标志。"2021年两会期间，习近平总书记又对卫生健康做出高度概括："人民健康是社会文明进步的基础。"

健康中国战略不是卫生健康问题，是关系国家现代化建设的战略任务。党的十八届五中全会首次提出推进健康中国建设，2016年出台《健康中国

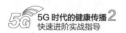
2030规划纲要》。2017年党的十九大，明确提出实施健康中国战略，十九届五中全会又提出全面推进健康中国建设要求。

保障人民享有幸福安康生活的内在要求

党的十八大，习近平总书记提出"人民对美好生活的向往，就是我们的奋斗目标"。2018年，习近平总书记在海南考察时强调："实现'两个一百年'奋斗目标，必须坚持以人民为中心的发展思想。经济要发展，健康要上去。人民群众的获得感、幸福感、安全感都离不开健康。要大力发展健康事业，为广大老百姓健康服务。"2021年3月，习近平总书记在福建调研时讲："健康是幸福生活最重要的指标。"

党的十九大对我国社会主要矛盾转化做出了重要论述，人民有病不仅有地方治、能治好、少花钱，更希望不得病，尽可能不得大病。这是人民对健康的新期待，实施健康中国战略就是为了满足人民群众对健康的期盼。

实施健康中国战略是维护国家公共安全的重要保障

新冠肺炎疫情给我们的重要启示是，公共卫生安全关系国家的总体安全。新冠肺炎疫情严重影响了全球经济、直接涉及国家安全，所以重大传染病防控已经不再是医疗卫生部门常规工作。

实施健康中国战略是参与全球健康治理的重要举措

人类发展离不开健康。研究健康中国战略，也必须学习借鉴国际发达国家做法。20世纪六七十年代，美国、日本已经把国民健康上升为国家战略，出台了中长期战略规划。国际经验表明，要想快速提升国民健康水平，就要针对影响健康的主要因素选择优先干预，采取干预措施，加强健康管理，核心在重大疾病预防和国民健康素养提升。

我国卫生健康事业发展现状及面临的形势和任务

关注生命全周期、健康全过程

在不同生命阶段，人们对医疗卫生的需求是不一样的。但目前我国为全民提供的医疗服务仍存在不充分、不平衡的问题。

每个人都是自己健康的第一责任人。影响健康的因素很复杂，其中个人行为和生活方式占很大比重，很多社会因素也直接影响健康。为尊重、保护公民健康权，《基本医疗卫生与健康促进法》已经做出明确规定。

居民健康水平快速提高

仅从经济指标来看，我国人均收入水平还没有达到中高收入国家的平均水平。但是按照专家评判，现在国人的健康水平已经优于中高收入国家的平均水平。我国健康绩效已经超过了他们，国家的健康产业正在快速发展。

消费结构升级，健康需求持续增长

资源总量不足、结构不合理。随着百姓对医疗卫生需求的快速提升，供给侧问题比较突出，表现为大城市、大医院一床难求，而基层医院病房却出现长期空闲。国家卫生健康委员会信息规划司在评估"十三五"规划时，提出的目标是6张床/千人，实际上这个目标已经达到，问题是严重的不均衡。

生活环境、方式是影响健康的重要因素。2020年底，全国五年一次慢病和营养状况调查表明，大到空气、水、土壤大环境污染，小到生活小环境问题及不良生活方式都在恶化。因此国家要求关口前移，通过改变生活方式减少重大疾病的发生。鉴于全球慢性病的高发趋势，2012年世界卫生组织提出了"3450"策略：针对（膳食不合理、吸烟、身体活动不足）3种危险因素、有效预防（心脑血管疾病、癌症、慢性呼吸系统疾病、糖尿病）4类主要慢性病，能挽救一半（50%）人群健康。《柳叶刀》杂志刊文强调，现有医疗技术和药物足以控制这些慢性病，问题是如何把减盐、改善饮食、控烟、增加

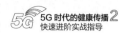
身体活动，这些看似很简单的干预措施能真正落实到位。

　　人口老龄化、新型城镇化。截至2020年底，我国60岁以上老年人口已达2.55亿，专家预测，"十四五"期间将达到3亿，占总人口20%。人口老龄化体现了经济社会发展和人群健康水平提高，但是对卫生医疗工作是巨大挑战。

　　我国疾病谱的变化。按照世界卫生组织定义，70岁以前死于几种慢性病为过早死亡。我国"过早死亡"人群比例偏高，国家慢性病防控目标是，以2015年数据为基数，到2030年减少30%。目前全国慢病患者过亿，有的病种有两三亿，还有一半人处于过度、潜伏期，任务非常艰巨。

　　现行医疗卫生和健康服务体系需改进。国民疾病以慢性病为主，医疗系统仍维系着重治疗、轻预防、高成本的医疗模式，与公众面临的普遍健康问题严重不匹配。

健康中国的战略任务与实现路径

健康中国的战略主题

　　健康中国的根本目的是全民健康，让老百姓不得病、少得病，不得大病。根据健康中国的要求，国家要对每一个人、不同生命阶段的主要健康问题提供公平可及、系统连续的健康服务。

真正实现共建共享

　　要全社会动员，全民参与其中，才能形成共建共享的局面。通过健康传播来动员社会各界、广大公众参与其中，迅速防控新冠肺炎疫情就是一个实际案例。对慢性病控制重视不够，涉及健康传播的理念问题。"慢性病"的汉语翻译不准确，英文（chronic）原意是长期的、长期患有的、难以治愈的，而慢性病是指逐步递进、步步积累、不可逆转的一类疾病。国人理解的"慢性病"会让人产生不要紧、不着急、影响不大的错觉。

健康中国建设的主要任务

普及健康生活。普及健康生活是健康中国建设的第一大任务，是基础的基础，要从孩子抓起，提高全民健康素养。2008年，原卫生部推出"全民健康素养促进行动"，2012年大众达标比例只有8.8%，100人中只有八九个人对《中国公民健康素养66条》基本掌握。2020年国家卫生健康委员会宣传司公布，大众的达标比例已经上升到23%。

优化健康服务。现在的服务模式不能满足老百姓的期盼，必须要加以优化。要防控重大传染病，提升医疗服务效率，发挥中医药独特优势，对重点人群进行合理治疗，重视考虑同时患有几种慢性病老年人群的就医需求。

完善健康保障。要健全医保政策，扩大医保教育和宣传，将生命全周期的健康管理注入长期的健康保险之中。

建设健康环境。习近平总书记说："绿水青山不仅是金山银山，也是人民群众健康的重要保障。"我们创建全国健康城市，已经把很多环境因素纳入其中。

发展健康产业。这是推进经济结构调整和供给侧结构性改革的重要方面。卫生健康事业的发展离不开健康产业支撑。

健康中国建设的实施路径

坚持健康优先的理念。把健康融入所有政策绝不是口号，而是制定公共政策的重要因素。各部门出台某项政策时，必须要考虑对健康的影响。有些地区搞夜间经济看起来能挣钱，但不健康的饮食习惯会严重影响个人健康。解决全民健康问题，卫生部门提供政策依据，更需要多部门配合支持。

坚持大卫生、大健康理念，全社会整体联动。2017年，世界卫生组织授予中国"社会健康治理杰出典范奖"。早在"健康融入所有政策"成为全球口号前，中国已经从1952年开展的爱国卫生运动践行了这一原则。2016年，第九届全球健康促进大会，中国向全世界分享了这个历史经验。在新冠肺炎

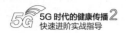
疫情防控中习近平总书记指出："爱国卫生运动是我们党把群众路线运用于卫生防病工作的成功实践。"

2021年1月9日，全国爱国卫生运动委员会联合中央文明委、健康中国行动推进委员会印发了《关于开展倡导文明健康绿色环保生活方式活动的意见》，要求全国用2年时间，固化新冠肺炎疫情防控有益做法。2020年，政府反复强调戴口罩、少聚集、保持社交距离，看似很简单的方法防控住了疫情，同时把流感防住了。发挥专业人员、专业机构的作用，借助新冠肺炎疫情防控的成功经验，在全社会倡导文明健康绿色环保的生活方式，讲文明、筑健康、守绿色、重环保，这于国于民都大有益处。

坚持以改革创新激发卫生健康事业活力。现有医疗模式有很多成功经验，要广泛推广，在理论、制度、管理、技术多方面主动创新，让老百姓尽可能不得病、少得病。

推进健康中国行动的实践与建议

2019年7月，孙春兰副总理牵头成立健康中国推进委员会，把健康中国战略落地落实。《健康中国行动2019—2030年》重点提出从以治病为目的向以人民健康为目的转变，注重预防，注重社会联动，确定工作目标，提出15个专项行动。每个行动确定个人、家庭、社会、政府4个层面分别做什么、怎么做，目标明确、协调统一。

健康中国行动第一个专项就是健康知识普及，在"十四五"期间，要深入实施健康中国行动，这是全行业的核心工作。

关于普及健康知识和提高传播技能的几点建议如下。

• 坚持健康普及的权威性，不断完善健康科普专家库和资源库。

• 建立健全健康科普知识发布和传播机制。逐步改变散兵游勇、各自为政，缺乏管控的弊端。

• 遵循《健康科普信息生成与传播技术指南》，健康科普信息要有可靠的科学证据，严格按照规则形成健康科普知识。

- 加强健康科普知识生成和传播的监督管理。设立专门机构进行评估，建立激励机制，发挥医疗卫生机构和医务人员的主力军作用。

传播学是跨学科的独立学科，是卫生健康领域中技术含量最高的一项业务工作，在处理医患关系问题方面体现得尤为突出。过去医生怎么决定患者怎么执行，患者不参与决策。现在决策权在患者手里，医生帮助决策，患者参与决策。当今，患者教育和过去完全不同，在临床、公众交往中的健康传播，要立足实现以患者为中心的传播目标。

健康信息发布要遵循规范。健康传播要科学规范、引领新风尚，做出真正高水平产品，实现既艺术化、又精准的传播，达到这个目标难度很大。在健康中国行动中，做出科学、权威、准确的健康传播，发挥健康传播在健康中国行动中的核心作用。

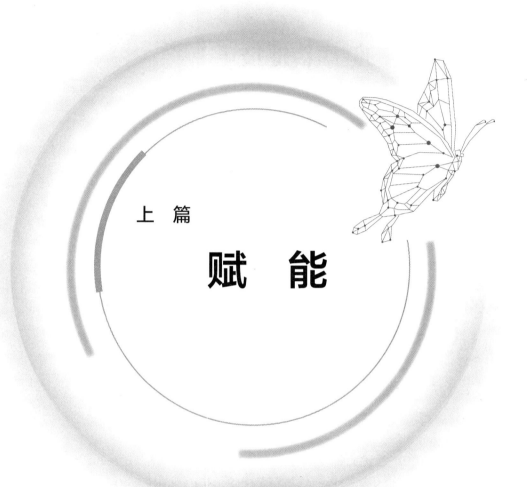

上　篇

赋　能

故事的要素与讲述的艺术

董关鹏 ————————————————————————————

中国传媒大学政府与公共事务学院院长

如果说2019年是5G元年，那时多数人尚且认为5G依然遥远。2020年的新冠肺炎疫情，让大众真正认识到5G的威力——网络速度提高了10～50倍，然而造谣速率也等倍提升，我们面对着与5G时代接踵而至的各种挑战，作为传播人要清晰认知5G时代的传播特征。

四个改变与一个不变

第一变——高速舆情。对于5G时代舆情的高速传播，一是各单位充分做好口径库的储备，具备能回应舆情的发言人。二是回应人、讲述人可多多益善，让公众多渠道听到官方回应、专家观点、权威解释。

第二变——海量信息。在海量信息时代，每种传播渠道都是满载、超载运行，因此，单纯依靠官方发布信息远远不够，民间必须要呼应。面对一起突发事件，传播者应抢占先机，输出大量正确有效的科学信息，这是揭露谣言、打败伪科学的关键。

第三变——百变舆论。与谣言的博弈是场持久战，必须保持信念、坚定不移做传播，坚信科学至上、人民至上、生命至上，为不断翻转的舆论做好充分准备，坚信凭借毅力、耐力、定力坚持到底就是胜利。

第四变——视频第一。5G时代必须高度重视发挥视频信息的作用。视频节目传播速度更快、途径更直接，已经成为传播载体中的主流。

一不变——内容为王。5G网络技术是基础，传播内容才是核心。新时代的传播人必须要学会两点，一是故事的要素，二是讲述的艺术。

故事的要素

归纳起来，讲好一个故事必须要具备五方面要素。

第一，人物。一个好故事是以人物为核心，贯穿在整个故事发展过程，讲故事的人就要不停地换位思考，要把人物变得立体。

第二，情节。故事不是白开水，文似看山不喜平。一个好故事应该要有层次、有发展、有起伏、有高潮。

第三，情感。一个好故事应该是以"情"动人，讲述情感引发受众共鸣。

第四，知识。健康故事传播者务必要清楚，故事需要包裹着科学，讲故事的最终目的是要让知识变成常识、事实变成共识。

第五，说服。运用好的故事、充分的细节，引领受众紧紧围绕在科学的逻辑框架内，让受众坚信正确的，放弃错误的。

讲述的艺术

控制焦虑。最好的方法是做好准备，把要讲述的内容装进脑子里。同时尽可能鼓舞士气，学会转移一下注意力。

题目选择。要适合自己、适合受众、适合特定的场合。

充分准备。从框架到细节，故事要全副武装。从题目到中心句（标题金句），重点围绕内容反复雕砌、认真提炼、不停打磨，让其变成受众琅琅上口、易于诵记、甚至终生难忘的口头禅。

化繁为简。使用支撑材料、视觉辅助和演示技术，充分利用团队力量让名为"科学"的空气，充分渗透在人民一呼一吸的生命之间，只有这样才能让健康传播的"江山"永驻。

内容为王

高质量的传播内容始终是媒体的根本立足点和核心竞争力。

处在全媒体时代，传播内容必须创新，要在信息领域进行供给侧结构性改革。这就要求传播者具备全媒体视角，借助移动互联网思维，打破内容形态界限，围绕互联网进行内容的生产、传播、关联，真正形成围绕5G全媒体形态下的内容创新、生产能力。

首先建设口径库尤其重要。5G信息传播速度很快，发言人临时抱佛脚提供的应答口径已不能满足受众需求。口径库，就是对各类突发事件的预测和评估，把公众、媒体将会提到的问题事前做好答案。

做口径准备必须要把握好三要素。

道德制高点。对准备好的内容通篇自查，用道德的放大镜去寻找是否对哪个群体有歧视、对妇女儿童有忽视、让老人群体感觉不舒服等问题，放大镜要放大再放大，通篇找问题。

情感共鸣处。在故事讲述中一旦温度下来就要加热，反复加热，有专业演讲的工作坊研究发现，演讲者的情感谱系与现场观众温度的谱系是有规律的，一定程度上说明了演讲者的情感共鸣是否达到最佳效果。

逻辑严密性。健康传播需要穿上道德的外衣、情感的内衣，健康传播人绝不能裸奔，永远站在道德制高点、情感总在共鸣处，才能保证逻辑的严密。

同时整个传播团队要部门协作、集思广益贯彻"四步工作法"，业务部门起草、法务专家修改、传播专家润色、主要领导放行。

业务部门起草内容，表述事实一定要精准；法务专家负责把关和修改，消除由于表述不严谨而导致的诉讼风险；传播专家要站在道德制高点上，既要给科学内容穿上道德外衣、包裹科学内核，兼具内容科学性和逻辑严密性，又要给内容穿好情感内衣，增添"人味儿"，让口径变得更有温度、更接地气；最后由主管领导对外发布。

党的十九届三中全会《中共中央关于深化党和国家机构改革的决定》明确指出："深化党和国家机构改革是推进国家治理体系和治理能力现代化的一场深刻变革。"

迎接5G全媒体时代挑战，既是变革中媒体加快转型的应有之义，又是各级卫生健康部门提升媒介素养、提高媒体治理能力的应尽职责，这对于推进国家治理体系和治理能力现代化有着重要意义。面对已经到来的5G时代，只要我们坚持"正能量是总要求、管得住是硬道理、用得好是真本事"，科学认识网络传播规律，坚守人民立场，坚持守正创新，推动媒体融合，应势而上、主动作为，就一定能够提高新闻的舆论传播力、引导力、影响力、公信力，迎接全媒体时代的挑战，打赢意识形态领域的争夺战。

讲好标题句　不做标题党

杨宇军

中国传媒大学媒介与公共事务研究院院长

咱们听别人演讲、看别人接受采访，很多人都会有一种相同的感觉：优秀的演讲和采访，至少会有一句话重复在你的耳边，翻荡于你的脑海，甚至是直击你的心灵。这句话就是我们经常说的金句或者是标题句。我注意到在咱们这个特训营的海报里面，在座每一位参赛选手都有一个名言，也可以说是写了一个标题句。作为一名演讲者和受访者，最出色的技能就是寻找并且提炼出这样的一个金句或者标题句。

点句成"金"

为什么我们要讲金句，或者是标题句？有人说标题句担任了气氛组的作用，烘托整个场合，调动听众的感官和注意力，让大家把最大的热情和耐心交给演讲者。也有人说，标题句是求关注的有效方式，提高听众对内容的兴趣。还有人说，好的标题句能获得满堂彩，引发听众的认同感。但是我想标题句至少有3个作用。

第一，传递核心观点，表达中心内容。2020年的1月28日，钟南山院士接受新华社的专访，当时从武汉到湖北乃至全中国，面临最大的敌人，一是来源于病毒对身体健康的威胁，二是恐慌对大众心理的挑战。在9分23秒的专访当中，钟院士不仅仅对疫情知识做了普及，对防控常识做了宣传，更重要的是，"武汉是个英雄的城市"，这样的一句话给了人们信心和勇气，让我们坚信能够战胜疫情，相信武汉能够获胜。这就是金句传播的力量。当天晚上钟院士的这句话、这段视频就被疯狂转载，全网刷屏。

第二，令人印象深刻，加大传播效益。这一点毋庸多言，每一次给我们印象最深的就是那一个个金句。特别是现在进入全媒体、碎片化的时代，人们注意力集中起来的时间比以往要少很多。这时候一个金句的传播力量比你的整篇讲话、大段评论的传播效果都要好。比如说，我们经常谈到的习近平总书记所讲的"打铁还需自身硬""我将无我、不负人民""时代是出卷人，我们是答卷人，人民是阅卷人""绿水青山就是金山银山"等，都可以说是耳熟能详，家喻户晓。

第三，可以帮助理解记忆，防止误解误读。2020年全国"两会"期间，一位政协委员接受采访，有关因为疫情而无法在海外继续学习的中国留学生如何继续学习的问题。采访后，媒体刊登了采访的文章，标题是《全国政协委员XXX：因疫情归国留学生可入学高职高专》，这一文章刊发后，立即引发网友炒作，因为我们不少海外留学生都是名校的本科生、硕士生，居然回国之后成了高职生、高专生，这被大家认为是一种典型的歧视做法。而这位政协委员也感到非常委屈，因为关于这个问题，他实际上是提出了3种解决方案，但是媒体只关注了其中之一。媒体感到标题发错了，第二天，重新发了一个标题，《全国政协委员XXX：妥善解决境外留学生转学回国问题》。这样一个标题相对表述就比较准确了。但是究竟应该如何解决呢？人们最终想到的还是"入职高职高专"，仍然是造成了错误的引导。其实如果在采访中，这位政协委员能够给出一个标题或者记者能够提炼出一个标题，这一误解误读就可以迎刃而解。比如，"境外高校留学生，转学回国'三扇门'"这样一个"三扇门"，就可以引发读者的兴趣，大家接下去再看，就能看到我们每推开一扇门都会找到一条光辉的道路。

一个好的标题句，不仅提高传播能力，还能够避免核心内容被误解、误读、误导。

金句发"光"

怎么样才能起到、写好、选好、用好标题句？应从三方面着手，让金句熠熠生辉。

第一，标题句需紧扣主题，画龙点睛。

标题句要体现核心思想，紧扣主题，起到画龙点睛的效果。比如，习近平总书记每一年的新年贺词都有标题句。2017年"天上不会掉馅饼，撸起袖子加油干"，是鼓舞全国人民上下齐心、共同努力。2018年"幸福都是奋斗出来的"，是对过去一年老百姓奋斗的总结。2019年"我们都是追梦人"，是对于平凡百姓取得成绩的肯定。还有2020年"只争朝夕，不负韶华"，是因为实现了百年的奋斗目标，同时是脱贫攻坚的决胜之年，为此发起了号召。更加让大家体会深刻的是，2021年"每个人都了不起"，对过去一年全国人民上下齐心、共同努力战胜新冠肺炎疫情的普遍评价。让每个同志、举国百姓都有切身体会和感受。

第二，标题句应短小精悍、形象生动、琅琅上口、共情共鸣。

短小精悍——标题句要短。心理学家分析，人的记忆宽度应该是7个单位，也就是演讲时应有7个词语，大约14个字，通常不应超过18个字。例如国防部做了很多短小有力的标题金句，"航母不是'宅男'""撼山易，撼解放军难""青春不仅是眼前的潇洒，也有家国和边关"等。

形象生动——标题句要便于理解。比如2021年在两会外长的新闻发布会上，王毅外长谈到外国记者对华报道时候，他说："我希望外国媒体记者将焦距对准中国时，既不要用'美颜相机'，也不要用'灰黑滤镜'。只要真实、客观、公正，你们的报道就会丰富多彩，就能经得起历史的检验。"有理有力，同时形象活泼。防疫阶段，基层相关部门打出的口号"我们一起打疫苗，一起苗苗苗苗苗"，十分形象生动，于是连官方媒体都开始频繁引用，这也是标题句的力量。

琅琅上口——标题句含音韵和美感。引用古诗词应该是最典型的出色标题句。有两个国外的例子，一是乔布斯在斯坦福大学演讲时，讲了"Stay Hungry, Stay Foolish"，出色的标题句翻译成"求知若渴，虚怀若谷"。又如美国前总统夫人米歇尔·奥巴马，演讲时讲过"When they go low, we go high"，这样的英文标题也韵味十足。

共情共鸣——标题句激荡人心，传播增益。2021年全国两会政协新闻发布会上，政协新闻发言人郭卫民金句频出，比如讲到老年人在智能化社会中遇到的诸多障碍，提出"智能化时代一个都不能少"，体现决策者能换位思考，着手为老年人创造一个更加宜居的社会条件。再比如讲到保护个人隐私，提出"要加快构建个人信息安全的'防火墙'"，是容易引起共鸣的。最妙的是，郭卫民开场白说"阳春三月，我们如期相聚"。短短几个字，诸多媒体纷纷引用，一方面2020年两会由于疫情推迟了，2021年则是按照以往预定日期正常召开，这是"如期"；另一方面"如期"亦表明了社会各界人士、全国人民的期盼、期望和期许，引起广泛共鸣。

第三，标题句要多次重复，易于诵记。

重要的事情说三遍，遇到一个标题金句可以开头说一遍、中间再一遍、结尾呼应再一遍，通过不断反复，引起大家的重视。

可以重复引用经典句，需注明出处。也可以形成独特的话语体系、表达方式。比如在抗击新冠肺炎疫情期间，中石化迅速采取相关措施对厂房、设备进行改造，生产了口罩原材料"熔喷布"，之后在中石化官方微博上以"我有熔喷布，谁有口罩机"为题，发起号召。这个标题句点击量迅速超过1300万，相关生产口罩的企业在3个小时之内就达成了对接，确保口罩开始生产。后来，中石化又仿照这一句式，发出"我有易捷店，谁有滞销品？""我有医用氧，哪家医院需？"，这一组表态形成了著名的"石化体"，既展现了我国企业的能力，也体现了中石化人的担当精神。

不做"标题党"

传播中提倡使用好标题句，但切忌做"标题党"。标题党在网络上通常只是为了获得受众的注意力、大的流量，所发内容可能是断章取义、严重夸张的，也可能是一些庸俗、低俗的，又或者它的标题和内容毫无关联或联系不大。如何避免在演讲或受访中出现标题党的情况，应做到"四忌"。

一忌，主题错误。

避免错误表达核心观念。比如在抗击新冠肺炎疫情期间，当时有位专家在发布会的时候说"新型冠状病毒属于SARS冠状病毒"，此句一出立马引发公众恐慌，随后这位专家在一两个小时之内出面做出修改并道歉，这个标题句主题是错误不准确的。又如某位厂商讲"喝了板蓝根，不用戴口罩"，这样一个标题句显然有违科学和事实，是主题不正确的一个体现。

二忌，哗众取宠。

例如有个别医疗宣传人员发帖称"不少医护人员行走时都会习惯性地绕开住院部，因为他们不知道什么时候从住院部的楼上就会跳下一位癌症患者"。有意引发读者恐慌，实为哗众取宠。

三忌，用词不当。

遣词用句避免产生歧义。如某些地方挂出"疫情胜利还未到，先别急着摘口罩"抗疫口号，主谓宾关系倒错，应该表达为"抗疫胜利还未到，先别急着摘口罩"。

四忌，错设议题。

不能用非核心内容的标题句冲淡真正的核心主题，转移了大家视线的同时，也错误地传递出信息。

作为健康传播工作者，学会应用标题句，会让科普工作如虎添翼，亦能引人入胜，让健康之花开遍中华大地绿水青山！

全媒体时代的传播赋能

郗颖波

中国医师协会健康传播工作委员会副秘书长

2019年1月25日，中共中央政治局就全媒体时代和媒体融合发展举行第十二次集体学习时，习近平总书记强调："全媒体不断发展，出现了全程媒体、全息媒体、全员媒体、全效媒体，信息无处不在、无所不及、无人不用，导致舆论生态、媒体格局、传播方式发生深刻变化，新闻舆论工作面临新的挑战。"这段重要论述，深刻揭示了媒体发展的本质内涵，要求我们针对媒体发展变化的实际，要因势而谋、应势而动、顺势而为，加快推动媒体融合发展。

全媒体时代是一个渐进的过程。伴随信息技术的发展，十年前的笔记本、台式机是宽带互联的代表，现在手机等智能终端是移动互联的产物，未来十年的传媒业态则被称为智慧互联。技术革命使全媒体时代的舆论格局、生态格局、媒体格局、传播方式发生了很大变化。从传播学角度讲，当下是社会"媒介化"与媒介"社会化"的融合，每个人都是一个传播链条，每个人又是一个全能型的媒体，因此传播赋能也成为每个人的必修课。

媒介发展的三大趋势

从社会维度看，平台化社会有三大核心特征：数据化、商品化以及多元化。与此同时，带来互动社交平台、自媒体生产机制和虚拟数字三种媒介发展的趋势。

第一，互动社交引爆媒体热点

互动社交平台和视频平台最大的区别是互动性，而互动可以短时间汇聚观点，引爆媒体热点。微博、快手、抖音、微信等头部平台有非常显著的区别，可根据自己的特长或偏好进行选取。因为算法不一样，全媒体化去覆盖所有平台是件难事，放在抖音或快手也不一定有效，毕竟还没有一个平台能打通所有媒体，但能实现平台跨越的唯有优质内容。

第二，自媒体去中心化的内容生产模式

平台流量分发是典型的去中心化，粉丝信任度非常高，社交互动性比较强。微信视频号从私域流量（朋友圈）而来，内容互动谨慎、圈子特别强，很难实现破圈，可能永远在特定圈子里传播。抖音为什么容易造就大V？因为抖音非常支持头部优质内容，非常容易形成用户的黏性，创作环境和创作者变现有很大的区别。做医疗科普跟商业间应该保持怎样的间隔，需要认真思辨。快手非常重视家族，主播的粉丝凝聚力非常强，直播领域成熟度高。抖音注重内容运营，广告赛道上优势非常强。自带流量的视频号希望有特别优质、普适性的内容。利用视频号来传播健康知识是一个非常好的渠道。健康内容讲什么、怎么讲需要认真思考，当然视频号受欢迎也存在趣味性包装的成分。

第三，人类社会虚拟化进入临界点

新冠肺炎疫情使得社会流动大幅度降低，宅经济快速发展，社会虚拟化加速。线上线下的打通，人类的社会生活开始大规模向虚拟社会迁徙，虚拟元宇宙概念提出。主要表现在如下方面。

1. 认知改变。虚拟并不仅仅是虚拟，线上生活由原先短时间的例外状态成了常态，由现实世界的补充变成了和现实世界平行发展。虚拟主播已经是非常成熟的技术，虚拟助手、虚拟导游、虚拟客服、虚拟教师、虚拟偶像、虚拟家属都已实现。

2. 创新发展。例如元宇宙概念的流行。元宇宙是整合多种新技术而产生的新型虚实结合的互联网应用和社会形态。它基于扩展现实技术提供沉浸式体验，基于数字孪生技术生成现实社会的镜像，基于区块链技术搭建经济体系。

3. 人类智能实现核裂变。世界头部科技公司都在人工智能上投入巨资，智能经济很快就要到来。虚拟世界与现实世界在经济系统、社交系统、身份系统上密切融合。人类的飞速发展科幻大片就在我们身边。

在5G基础上，一切都可以重新想象，信息技术革命让社会发生巨大变革。变化当中有哪些是不变的呢？千百年来讲故事是不变的，人类的情感是不变的。在时代快速发展过程中，哪些东西我们能在创作中得以实现呢？

故事传播的四组规律

在《人类简史》一书中，人类整个历史其实就是虚构故事发展史。讲故事是人类与生俱来的手艺，我们小时候是听着母亲的睡前故事长大的。我们要走进历史中，从如何讲故事来研究健康传播。故事的传播有四个规律、四组反义词。

第一个：弱和强

厦门大学邹振东教授所著的《弱传播》让很多人疑惑，传播在现实里很强势，为什么他说传播是弱的呢？其实舆论世界与现实世界完全不一样。新闻人常说"人咬狗是新闻，狗咬人不叫新闻"，说明传播过程中强势一方的传播效果反而显得较弱。舆论世界和现实世界往往是镜像关系，舆论永远是个相对概念。

第二个：轻和重

在传播中，轻松搞笑事件、深邃哲学思索，哪个更容易传播？显然是前者。像蒲公英种子一样轻才容易传播，但完全轻也难以做到，因为完全的轻成了《不能承受的生命之轻》。米兰·昆德拉之所以被称为哲学小说家，是因为他告诉读者"生命中有太多事，看似轻如鸿毛，却让人难以承受"，只有厚重的生命才能赋予人极大的力量去扛起任何事情。人类的文明史其实是一部防灾救灾史、战疫抗争史，人的本性不喜欢沉重的东西，但这是我们必需的选择。

第三个：情和理

在传播中，情感永远容易传播，而理论很难。就像夫妻之间的争吵，丈夫滔滔不绝地讲道理，而妻子想得到的却是情感共鸣。

第四个：多和少

在传播上，多就是少，少就是多。在一个信息几乎传播不出去的时代，我们的最佳策略不是告诉公众更多，而是更少。越多的信息预示着能被记住的内容越少。过去的广告都是长篇大论的煽情和洗脑，现在的广告几乎都在追求能凝练成一句话。

健康传播的三个策略

第一个：降维

随着科幻小说《三体》的热销，"降维"与"打击"组成新的词语——"降维打击"。一方的优势明显高出一头，对另一方会形成碾压式的打击，传播界亦然。当某个领域冒出拥有3000万粉丝的大V，这个领域一定会遭受寸草不生的降维打击，小号的声音微乎其微。在做健康传播时，要思考拥有什么优势才能做到"降维打击"。

第二个：跨媒

全媒体、融媒体、新媒体中，我们还要意识到跨媒体，跨最为重要，一个优质内容能够穿透所有的媒介。2012年10月，迪士尼以40.5亿美元的现金加股票，全资收购了拥有《星球大战》的卢卡斯影业，米老鼠拥有星战宇宙之后，《星球大战》8部系列电影成了迄今为止最赚钱的IP。在美国，你用《星球大战》故事可以随处找到可以交流的朋友，正如美剧《生活大爆炸》所展示的那样。

第三个：连接

连接力非常关键，这是医疗卫生人、医疗传播人的先天优势，毕竟医学研究对象是人，人可以连到任何一个场景。

从事健康传播工作，要特别重视"道与术"的结合，道就是战略，术就是战术。"战略上藐视敌人，战术上重视敌人"是毛泽东战略和策略思想的集中表达。同样，"道与术"的关系也是如此。战略本质是推波逐流的艺术，跟科学融合上升为哲学，科学和艺术、医学和人文相互联系。健康传播是关于人的传播，而人是叙事的动物，要学会跨媒体讲故事技巧，从心出发，讲好健康和传播的故事。

媒商时代医疗传播策略与危机处置

李　颖

媒商实验室首席专家

"舆情时代"到底是什么样的时代？"媒商时代"到底是什么样的时代？面对新媒体时代从容应对，应从"媒商五力"的5个方面下手提升对外沟通能力。

每一次信息技术迭代都导致舆论格局巨变，在4G向5G过渡的现阶段，舆论场变化更迭飞速。当5G时代真正到来，伴随信息来源越来越丰富，信息传播的速度会越来越快，医疗领域面对的挑战只会愈发巨大，仿佛站在火山口上。

根据大数据：中国网民有9亿多，手机移动端网民高达9.86亿，其中网络视频（含短视频）用户规模达到9.27亿，短视频平台如抖音、快手等成长速度惊人。还需要注意到的一个数据：初中网民群体占全体网民的40%，故在微博舆论场、在公开舆论场探讨专业的医疗问题，每10个人中可能有4位是

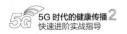
初中学历，其中可能还包括一些小学生、初中生。面对这样一个复杂的舆论场，想让人听明白，就要把复杂的医学问题进行解读。

舆论博弈

关于舆论场可以做出诸多理论梳理，但仅能作为提示。现如今，舆论场飞速变化，舆情专家已经发现原有的一些舆论引导规律不再适用。从2020年开始，网络上出现了"后真相时代"，即观众没有时间去看事件来龙去脉，而仅靠情绪判断。就像网络流行语"颜值即正义"，就是网民们评价客观事件的主体"长得美，说什么都对"。举个例子，辽宁男篮主教练杨鸣因直播时用词不雅登上热搜。按照过往的舆论引导经验：当公众人物骂人造成不良影响，首先需要道歉，并要注意自己的言行。但是网友当时的评论是"他长得这么帅，你们怎么能让他生气呢"。原有的舆论引导规则在本事件中便不再有效。

这个相对极端的案例，让我们看到在短视频快速成长的舆论生态里，网友对于画面有了越来越多的直觉判断，情绪会更多地介入后期看法、态度和观点。

着眼于医疗领域，分别从医院、医生、护士、患者、媒体等不同角度，很难对同一个问题保持一致的认知，所以大量的说服工作需要做。

在医疗"大V"成长之下，现今医疗的舆论场已经发生了很大变化。与三四年前不同，那时如果医生和患者发生冲突，可能一大半的人都会认为是医生的错。在方方面面的努力下，情况悄然改变，医疗行业提升了对外发声的能力，连接更多的渠道，壮大医疗领域的声音，从而影响了整体的舆论场。

医疗舆论场相较其他，压力巨大，原因有三。首先，医疗关联广泛的民生利益，每个人这一生都必须和医院打交道。第二，医疗与生命有关，"生、死、重伤、重病"等这些词汇，使得人的情绪不由自主地高涨。第三，医疗机构多元、信息混杂，医院、医生、护士、卫生主管部门，包括疾控，全部混淆在一起，发声渠道非常丰富，带来的弊端就是很难在第一时间统一发声。内外部利益难以协调，边界不好把握。舆情一直在变化中，医疗系统需要和公众、媒体等多方之间，达成利益上的一致。

习近平总书记对舆论引导这件事情高度重视，事关党、国家的理论路线与方针政策，事关全国各族人民的凝聚力，是核心力量。既然我们党和国家已经做了很好的事情，就需要凭借舆论引导，抢占舆论阵地才能发声。

同样，宣传工作在医疗领域亦十分重要，新闻发布工作要与业务工作平行前进、同时处置，重在预防。

舆论上的角力

面对现在的舆论场，到底要怎么去做？需要用努力和智慧，将舆论视角拉到我们身边来，这都靠持续不断地信息输出，而不是等到危机发生之后。要将己方的声音有效传递出去，才能带着公众用自己的视角重新审视事件真相。所以说，个人及所在机构媒商水平的高低是有效引导舆论、防范风险的重要指标之一。

战略思维

当我们在审视一个舆情事件时，要做好"三定"。

第一，定位：利益相关方及核心关系。

相关利益方，比如，一位患者来维权，作为事件中的双方，并不单是医院与患者之间的对立，可能还会涉及主管部门、当地政府、社区以及方方面面的关系，这时医院方面要找好自己的定位，把核心利益关系梳理清楚，不单单靠自己发声，学会借力。

第二，定义："真"问题。

医疗领域经常会遇到各种各样的热点新闻，事情往往非常复杂，我们需要定义的是"真"问题。避免陷入对立的框架当中，否则很难从中找到共识，要学会定义一个"真"问题，辨别到底是真实的误解还是刻意的抹黑。

第三，定力：政治站位、法律红线、道德高点。

守好定力至关重要，包括政治红线，比如做广告需要用到地图，从哪里找？必须在官方网站上去找，少一个点都不行。另外还有法律红线和道德红线。守好这三条红线，有助于判断一个事件中医院的准确表态尺度到底在哪里，有错还是无错，违法、违规或是过错，可以给事件做好定性。

五项力

第一项，传播力。要让声音能够传播出去，标题句选取需要考虑到40%的网民是初中学历，语言应更加简化。像标题句，比如："房子是用来住的，不是用来炒的"——大白话，不需要过于复杂；"构建人类命运共同体"——精简，一句话基本概括国家对外传播的所有政策；"不躲、不藏，负责到底"——形式感强。

还有一个工具包叫"三六九"原则。"三"，一次表达要将最重要的话拎出来，三个要点已足够。"六"，要说六年级小朋友都能听懂的话，越简单越好。"九"，如果接受媒体采访，就挑最想说的那部分内容，着重聊。

第二项，引导力。

有两个重要的模板。

"ABC模板"，应对媒体提问、召开发布会、日常与患者沟通等，都可以采取这样的策略。"A"——Answer，首先要回答对方的问题，但是每次回答对方问题之后，要牢记"B"——Bridge，搭桥。搭一个桥，搭到已经准备的内容上来，而不是跟着对方的内容跑。"C"——Conclude，结论不要引起误解，把意思解释清楚。

"倒金字塔"法，要将最重要的信息放在最前面。比如接受采访、召开新闻发布会，不要让所有重要信息都留在自己手边等着记者问，结果往往发现记者根本不问，于是手里最宝贵、最有价值的信息找不到出口。要抓住第一次开口的机会，把最重要的信息、最关键的信息、最想说的观点放在最开始。

第三项，洞察力。

哪些话、哪些尺度不能做、不能碰，要有洞察力。同时学会揣摩，猜测会面临的问题，前期准备猜得越全、越准，在现场发生意外的可能性就越小。

第四项，表现力。

在一次传播当中真正起效果的可能是你的眼神、你的手势、你的服装、你的声音，如果说话声音十分紧张，这个声音通过媒体的镜头传递给观众，大家就会觉得发言人很紧张、心里有鬼，结论就是一定有问题。而当发言人非常自信地传递信息时，大家就会增加信任感。

第五项，控制力。

控制力与发布会密切相关，还有与现场的配合、对现场流程的把控、对现场秩序的把控，考验着整个团队的配合。

每次信息技术的迭代，都会带来舆论场的格局改变。4G时代迈向5G时代，这就是面临的新机遇、新挑战。中国特色是什么？国内舆论场，对医疗领域格外挑剔、对医疗领域格外关注，医疗行业应始终以人为本，把老百姓、把人民群众始终放在心里，才能在对外发布时及时地回应关切，真正做到生命至上，人民至上。

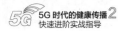
卫生健康文化视角下的健康传播

张红苹

中国家庭报社社长、总编辑

健康科普是利用各种传媒以浅显的通俗易懂的方式，让公众接受跟健康有关的科学知识，帮助受众形成正确认知或者提高认知。健康教育是指通过有计划、有组织、有系统的社会活动，使人们自觉地采纳有益于健康的行为和生活方式，消除或减轻影响健康的危险因素，预防疾病，促进健康，提高生活质量，对教育的效果做出评价。健康教育是一项干涉的活动，目的是让受众在行为上与干涉活动相符合，从而影响受众的行为，帮助受众树立健康意识，改变不健康的行为、生活方式，养成良好的行为、生活方式，以减少或消除影响健康的危险因素。

健康传播现状

早在20世纪40年代，西方学者就提出过健康传播概念，将医学研究成果转化为大众易读的健康知识，通过态度和行为的改变来降低患病率和死亡率。健康传播是在健康科普基础上开展的健康教育，教育分为说教式、灌输式和引导式，很显然，引导式是健康传播最理想的方式。公众对于健康科普的需求非常强烈，从需求侧来讲，家人、患者都需求健康科普和健康传播；从供给侧来讲，党、国家和政府，都要求从业者进行健康传播。

2016—2019年，某机构与百度合作，对中国网民的科普搜索做了全网的监测，每年出具一份监测报告。在2016年全网主题科普搜索中，排在第一位的健康医疗（50%）远远超越了第二位的信息科技（14%）。当时国家卫生健康委员会宣传司注意到这个数据，之后很多工作都是从国家层面来引导健康科普的供给侧产出，比如推进健康促进专项行动，建立健康科普专家库等。

2017年，健康和医疗搜索依然排在首位，而且上升到63.16%。到了2018年，前沿技术、健康医疗和应急避险的科普搜索指数同比增幅位居前三。54.43%前沿技术排在首位，35.6%健康与医疗排在次席。尽管增幅排在第二位，从增量总量看健康和医疗仍然排在榜首。2016年、2017年直接排的是绝对值，2018年是排的增长值。2019年报告再次发生变化，全国31个省市自治区卫生健康主题搜索排在第一位的有6个，但第二和第五位基本上都是卫生健康主题。

从三年监测结果可以看出，公众对于健康科普有着强烈需求。一些居心不良的机构和利欲熏心的个人，生产了很多伪科普甚至传播谣言，普通老百姓非常容易受骗上当。这也是新媒体环境中健康传播人所遇到的困境。由于虚假信息的传播速度远远超过真实信息，甚至导致政府公信力下降。

为什么谣言传播速度会超过真相？不仅在国内，美国也存在同样的情况，有研究机构基于Twitter所传播的虚假信息做了分析，认为造成这种情况的原因在于虚假信息的推文比真实信息的推文更加新奇，我们该如何理解这种事实呢？有一种观点说网络是谣言的温床，事实上谣言的温床并不在网络，而是源于无知或者是知之甚少。当公众都储备了一定程度的健康科普知识，当社会常识具备一定专业性，伪科普的生存空间自然就会缩小。

做健康科普的目的是提升公众的健康认知，引导公众形成健康生活方式，不生病或者少生病，从一定程度上来讲，健康科普工作可以有效地节约医疗资源。最近几年，国家卫生健康委员会宣传司和健康中国行动推进委员会办公室非常注重引导医务工作者借助专业优势，直接投身到健康科普和健康传播中。

很多医疗机构已经将健康科普、健康教育写入职责范围。健康是人民对美好生活的追求之一，预防为主是政府主导的免疫规划事业，引导公众从自身做起，做自己健康的第一责任人，形成良好健康习惯和健康生活方式，基础之一就是要掌握足够的健康知识。

健康传播路径

从构成上来说，健康传播路径就是传播内容加推广方式，也就是将需要传播的基础内容进行加工，通过设定好的方式进行推广，进而达到传播目的。用产业化理念表述，健康传播分为4个步骤。

1. **产品研发**。首先想好做什么，希望传播的最核心内容。

2. **根据目标人群对产品定位**。不同人群关注度不同，哪怕同样一件事，不同人群的视角也不一样。老年人和青年人不一样，男性和女性的关注点也不一样，即便都是女性，20岁和40岁女性关注度也是有差别的。

3. **深度加工**。将基础素材通过简而易懂，具备趣味性的动画来演绎。

4. **开展营销**。借助什么平台发布对传播会产生不同的效果。

实践证明，受欢迎的健康传播作品有着鲜明的特点。

信、达、雅是作品翻译经常提及的标准。信就是准确，达要求表达清楚，雅就是要有文采。策划健康传播作品也类似翻译一个作品，将专业的医学知识准确地翻译成非专业人士可以理解的表述，通过群众喜闻乐见的形式表现出来。

硬币有两面，新媒体的发展让健康传播面临着挑战，也给健康传播带来更多机遇。多元化传播平台为个性化制作、传播提供了基层，非常适用于互联网传播。新媒体的发展为基模崛起提供了便利，看微信公众号、刷微博、看抖音快手、看微视、读报纸、看电视，不同人群清晰地分布在各自平台上，健康传播工作者可以把更多精力放在内容加工上。

第二个机遇，大众传播的可及性。传播分为自我传播、人际传播、群体传播、组织传播和大众传播5个层面。新媒体已为人际传播提供了极大的便利，相互之间的社交联系更方便。健康传播的工作者可以轻松实现群体传播，组织传播，这样离大众传播就不遥远了。

第三个机遇，子弹效应升级为炮弹效应。子弹效应是指传播时需要精准到位、精准送达。平台已经为用户分了群，发布一个抖音快手微博，就是一大发炮弹，可以适应很多人的需求。

第四个机遇，沉默的螺旋不再难以击碎。在表达个人想法和观点时，受到广泛欢迎就会积极参与，若没有人理会甚至遭到反对，即使自己赞同也会保持沉默。意见方的沉默会鼓励另一方攻势明显，这样的循环往复就会导致声音弱的越来越弱、声音强的越来越强。

第五个机遇，有限效果论正在被打破。新媒体时代，在网络发声的公平性越来越明显，不是只有你是权威，任何人都能发出自己的声音。

2019年1月，中央政治局常委们集体学习融媒体，要求推动媒体融合发展，要统筹处理好传统媒体和新型媒体、中央媒体和地方媒体、主流媒体和商业平台、大众化媒体和专业性媒体的关系，不能搞"一刀切""一个样"。要形成资源集约、结构合理、差异发展、协同高效的全媒体传播体系。

2018年，在全国宣传思想工作会议上，习近平总书记指出新形势下宣传思想工作的历史任务，必须以新时代中国特色社会主义思想、党的十九大精神为指导，增强"四个意识"、坚定"四个自信"，自觉承担起举旗帜、聚民心、育新人、兴文化、展形象的使命任务，坚持正确的政治方向，在基础性、战略性上下功夫，在关键处、要害处上下功夫。

医务工作者为什么要强调文化的重要性？不仅是医务工作者、健康传播工作者、卫生宣传工作者，每一个有认识、有文化的人都应该知道文化的意义。党的十七大、十八大、十九大报告都对文化做出了定义。

十七大：当今时代，文化越来越成为民族凝聚力和创造力的重要源泉。源泉是对力量的形容，对民族凝聚力和创造力的形容。

十八大：文化是民族的血脉，是人民的精神家园。

十九大：文化是一个国家、一个民族的灵魂。

源泉、血脉、灵魂，灵魂最重要，灵魂、精神应该长存，这是卫生健康文化宣传工作者应该具备的崇高理想。

中国特色社会主义文化源于中华民族五千年孕育的优秀传统文化，融入于党领导人民在建设改革中创造的社会主义先进文化，根植于中国特色社主义的伟大实践。卫生健康文化是优秀传统文化与中国传统医学、现代中西医技术的有机融合，融入于卫生健康工作者不断探索改革中创造行业特点的先进文化，根植于救死扶伤、敬畏生命、无私奉献、大爱无疆的行业精神。

马克思主义哲学原理告诉我们，先进文化可以反过来推动社会物质文明。作为医疗宣传人、医疗卫生人，要在自己的岗位上，为提升全民健康水平而努力奋斗、努力耕耘，通过健康传播、健康宣传为社会主义文化的大发展、大繁荣贡献力量。

如何讲好故事

姜水飞
《我是演说家》总撰稿

说话、演讲是可以通过练习去达成的，在演讲里面一是说什么，定内容，二是怎么说，释放情绪。如何讲好故事就是讲说什么，三个重点：受众很重要、素材怎么选、怎么讲故事。演讲是一场有目的的表达。

演讲是一场盛大的表白

针对自己个人来讲，演讲是一场战役，在战胜自己之后会觉得得到了升华。针对观众来讲，你的观众不应该是敌人，而是爱人。演讲是一场盛大的告白，要通过演讲去表达自己的一些想法，用自己的观点去感化、打动别人。

讲一个小故事，我有一个朋友去参加交流会，当时现场有一位有名的演讲培训大师。在交流会开始的时候有一个自我介绍环节，他做完自我介绍，那位大师就悄悄告诉他一个秘诀，之后他把自我介绍的那段话重新说了一遍，一个字都没有变，但是现场所有的人都说他完全不一样了。原来大师跟他讲"你要把现场的每个人当成你喜欢的人"，用像告白一样的状态、肢体语言、眼神、声音，表现力便完全不一样了。这个例子告诉我们：演讲最重要的是跟观众有交流。把观众当作"爱人"，去告白，才能打动他们的心，才能传达出思想、观点和情绪，这样演讲就成功了，所以演讲是一场盛大的告白。

对谁表白

受众很重要，针对不同的受众演讲是不一样的。在什么场合、对谁讲、要达到什么目的，在组织讲稿前需要明确。比如演讲面对的是一群医生，内容就都是跟医疗相关的。如果是给警官们培训，演讲的案例就要跟警察相关。

如果受众是广泛的、没有针对性的，就问三个问题：听众为什么要听？内容对听众有什么用？重点是什么？明确后确定方向，之后才能找素材。

用何表白

选素材是一个困难的过程。如何捕捉适合的素材？找到自己内心最想跟观众表达的东西。因为告白是要充满感情的，首先要感染自己，然后才能感染别人。

选故事素材分三种级别。最好的故事素材就是热情所在，所以素材最好的就是发生在自己身上的，这是第一手故事。第二手故事是身边人的故事，你的爱人、父母、朋友，发生在他们身上的故事，在讲的时候也能把细节、情感描述清楚。第三级故事是讲一些陌生素材，包括新闻事件、历史故事，选择那些能够让你有共鸣的。比如梁植在演说家中讲邓稼先伟人的事迹，讲得很好，是因为他演话剧的时候演过邓稼先，有勾连，所以讲得好。演讲时需要通过故事打动人心。罗伯特·麦基认为故事是最符合人类心智的沟通方法，因为我们总是把身边发生的事转化成故事来理解的。卡麦恩加洛分析了很多TED的演讲，总结出一条规律：好的演讲就是讲故事。

故事叫冲突颠覆生活，之所以成为故事，一定有巨大的冲突颠覆了日常生活。它不是单纯地叙事，叙事大部分都是平淡乏味的，当具有戏剧性的冲突和颠覆性的改变，才能被称为故事。好比"王后死了、国王死了"是一个事实，但"王后死了，国王死于心碎"这是故事，王后死了——巨大的冲突，国王伤心过度然后死了——巨大的改变，这才叫一个故事。

怎么讲故事呢？好莱坞式电影是非常标准的故事，一开始主人公生活风平浪静，突然间他的女儿被绑架了，这个巨大的冲突打破了平静的生活，他为了把女儿救回来，又回到了特工的身份，最后将女儿救回来获得新的平衡，这就是围绕着改变写了两个状态，就是故事。构建故事就是围绕着改变去构建素材，改变前的样子，改变后的样子，这个改变是什么样的，这就是构建故事的方法。

充实表白

怎么样写稿子。

技巧一：反转。

给大家讲一下反转大师乔布斯。乔布斯有一场经典的发布会，他当时这么讲的，"今天我们要发布三款革命性的产品，第一款是一个触控式的宽屏幕的iPod，第二款是一个革命性的手机，第三款是一个突破性的上网设备"。他一个一个地讲，大家热情逐渐被带动，当讲到第三个突破性的上网设备时，现场观众热情期待。然后乔布斯马上来了一个巨大的反转说"一个宽屏触控式的iPod、一个革命性的手机、一个突破性的上网设备，这不是三个独立性的产品，而是一款产品，我们叫它iPhone！"现场一片沸腾。他的结束语是"今天苹果重新定义了手机"，第二天媒体报道都是关于iPhone的。

讲故事，同样的素材、同样的东西，换一个不同的方法来讲，受众期待就不一样。怎么样打动这些受众的心，怎么去调动他们的情绪，用小的东西一步一步提高期待，最后亮出巨大的反转。

技巧二：代入具体的情境。

国外有一个影响力大师——西奥尼迪，讲了一个实验。号召大家捐款的宣传词，一个是"请为叙利亚300万食物短缺的儿童捐款"，另一个是"有一个叫弗格的叙利亚女孩生活贫困经常挨饿，如果你捐款，就可以给她更好的生活和教育"。同样都是给叙利亚的儿童捐款，第二种获得比第一种多一倍的捐款数。第一个就是叙述，第二个具有情境，让观众有参与感、代入感。

通过代入式描述会让现场观众跟着讲者思考，"我如果处于这样的境地我会怎么办"，一下子抓住大家的心。

当自己的故事不足以去支撑主题时，要用别人的故事。此时要把不同的故事找到一个共同点，之后再想办法把它们串联在一起。如果把一个故事一个故事堆砌在一起，中间加一些转折词、转折句，是累赘无趣的，内容会像摞在一起的箱子，这里一段那里一段。

正确的做法是拆分故事，在开头把难题先提炼出来，后面再一个一个解，这样观众会跟着情景逐一解题，当最后把点提炼出来之后，主题也就明确了。

技巧三：展现细节，而非陈述。

演讲稿看起来有不同的类别，其实说到底就是一个冲突颠覆生活的故事，不是细节，也不是陈述，怎么把冲突写清楚、怎么把生活的改变前后状态交代清楚，都是需要细节支撑的。

怎么讲细节呢？通过具体的时间、地点、氛围，还有对人物形象的描述，故事才会生动。比如说"我好喜欢那个男生"，这是一个陈述。换一种说法，"在17岁那个夏天，他穿着一件白色的衬衫，在篮球场上，他挥汗如雨的样子我永远都记得"。交代时间、地点和氛围，"我会记得风吹过他头发，他笑起来眼睛弯弯的样子"。通过这样的描述，听众就能感觉到你的喜欢，而不仅仅只是一句很苍白的表态。

写稿需要具体交代每个细节，这样才能被记得住。如果说演讲是一场告白，就要通过这些细节去打动、感染别人。观众的情感会被情景打动、会被细节打动，但不会被陈述打动，因为过于常见。

"情趣用品"

什么是好的演讲？

1. 情。内心最想表达的感情所在，比道理重要得多，先要用情感打动别人，道理才能听得进去。

2. 趣。就是要有趣，演讲时讲段子就会拉近和别人的距离。

3. 用。讲的这些东西对听众有什么用。要么内容跟观众息息相关，能给他一些启发和感悟，要么能让观众学到一些知识、经验、技能。

4. 品。品格、品质，其实就是思想，一切的故事都要为核心观念服务，把思想传递出去。为什么演讲是一场告白呢？就是要对现场的这些观众说出核心观点，要把观点传递给他们，再去构建故事。

凤头猪肚豹尾

凤头，小而美。因为演讲一开始，要在前面10秒钟抓住观众，短视频上仅有3秒钟，所以一开始不管你用什么方法，设置一个巨大的悬念，或是描述一个不可能的场景也好，又或是说出一个惊天动地的观点，抓住观众的心很重要。

比如朱枞鹏，是天宫二号的总设计师。他演讲的开头是："我有一个孩子，已经离开我一年一个月零六天了，我花了五年的时间孕育她，但是每次我都只能远远地看着她，连跟她的合影也没有一张，她是在去年中秋节离开我的。"大家会好奇，他的孩子是谁，引起别人的好奇心就成功了一半。

猪肚，大量的素材去充实内核。

豹尾，用排比句、金句升华中心思想。

亚里士多德说过："我们无法通过智力去影响别人，情感却能做到这一点。"所以演讲中情很重要，观众容易被情感打动，但是不会被道理打动。因为分析道理时人是理智的、克制的，很难被打动，所以要做一个有感情的、能够表达自己情感，也能打动别人的演讲。

面对镜头的技术与艺术

杨　祥
中国电影电视技术学会摄影摄像专业委员会副主任

在5G时代，传播工作最多做的是视频，通俗讲就是要学会玩转手机短视频之类。面对镜头，我们既要掌握"术"，同时也需要由浅入深有些"道"的领悟。

首先要学会面对镜头。面对镜头的核心是什么？作为一个讲师，作为健康的传播者，每天都面临着如何面对镜头的问题。面对镜头有两个事，一是看，二是说。第一部分是技术的融合与技术的创新，第二部分是艺术语言与拍摄实践。

影像技术的发展史

影像技术的融合走了很长一段路。人类讲故事的历史有上千年，但影像的历史有多少年？通俗认为1895年电影诞生，从摄影到电影、从电视到网络、从图片到视频、从专业到手机，其实影像技术在过去的100多年历史里发生、发展、变化、创新，到今天已到了一个全新的时代。

1839年，人类开始用照片记录世界。但这个日子并不是人类拍摄第一张照片的时候，而是摄影术向全人类免费发布的日子，法国国家科学院将这个日子定为世界摄影日，以示摄影术的全世界普及。

静态影像如何成为动态影像呢？麦布里奇用摄影的技术拍马奔逃，为了验证马跑起来四蹄如何离地。麦布里奇的连续拍摄带给世人一个动态影像的可能性。

在伊士曼博物馆，麦布里奇"马的奔跑"，通过很简单的方式将静态的影像变成了动态。回到中国，其实可以追溯到千年之前，我们祖先就发明了"跑马灯"。

动态影像真正实现是在1895年，人类进入到动态影像时代——电影时代。

电影对于人类来说意义非常重要，我们所认识的世界历史，是以影像为基础的，通过影像的方式去记录人类的历史，通过影像的方式记住世界的样子。

摄影、电影与电视，在当年是三件事，摄影从胶片摄影，到了现在的数码影像；电影从胶片的电影，到现在的电视摄像机、电影摄影机。摄影摄像设备都有"感光元器件"，基本原理稍有区别，但基本功能是一致的。

使用专业的摄像机、微单相机拍摄视频，这些视频是可以被剪辑在一起的。相机、手机，都是既可以拍摄图片，也可以拍摄视频，用到了同样的影像技术，处理逻辑和形成的影像都是一致的。

摄影一方面是记录世界，另外一方面跟科学密切相关。医学影像也是一大类，X射线在摄影史上也有应用。在二十年前，拍摄者、记者等专业工作人员，是表达者；而普通人只作为看客，去看视频、看图片。时过境迁，每一个普通人都进入到了影像的时代，我们每个人都是表达者，都可以用镜头语言来说话。我们走过了一个从看到说的过程，得益于技术的进步。

影像中的"术"

先来看技术层面的基础知识，手机有分辨率、电视也有分辨率、在电影院看电影也有分辨率，那么手机的分辨率一般是多少？拍摄分辨率又是多少？实际视频的分辨率能是多少？

首先，视频分为720P、1080P、2K、4K等，数学上呈倍数关系。举个例子，通常大家认为的1080P就是2K，之所以将1920×1080叫高清、2K或者1080P，核心概念是"像素"，是横向有1920个点、竖向是1080个点。1920×1080是200万像素，这与图片拍摄中200万像素是一个概念，高清拍摄的一张图是1920×1080像素点。

帧数，指动态影像每秒钟的画幅数。电影是24格（帧），一秒钟有24幅静态的照片，呈动态影像。电视有25帧。手机上30P，即一秒钟有30幅逐行扫描的画面，相当于一秒钟有30幅1920×1080的静态画面。4K就是比2K更清楚，横向与纵向均多了1倍，分辨率上或者像素点上是它的4倍，大概有800万像素。我国的国家标准定义：4K一秒钟有50帧，就是有50幅逐行扫描的画面。2K的国家标准为50i，即每秒钟有50幅隔行扫描的画面，也就是1290×540这样的单帧分辨率。

所有的拍摄设备、显示设备都需要设置分辨率。2K、200万像素，4K、800万像素，8K，3300万像素。8K的1/16就是一个高清，任意拍摄显示屏一个小局部，都能有非常好的影像呈现。

线跟线的视角据科学家说是1.1分，当它是高清的时候，1幅高清画面1080×1.1分的时候，观众在横向30度左右的视角能满足高清的需要。到了4K，横向就变成了60度，8K横向则变成160度。更高的分辨率需要更近的观看。当给你一个8K的屏幕放在这儿，屏幕高度如果是1米，则在1.8米看正好。如果屏幕高度是10米，就要在18米看屏幕，才能享受到真正的8K分辨率。日常手机屏幕的分辨率纵向是1080，纵向15度视角就足够了，所以即使用4K也无法达到它的价值。超高清在医疗领域里最有用，远程就诊看超高清屏幕，8K的清晰度能够超越人与人之间面对面观看的感觉，它的价值不同于普通观影。

各大品牌手机的分辨率，一般的像素数是2340×1080。以手机屏幕来说，图片清晰度一般720P左右就不影响观看。运用手机拍摄时，根据目前市面各品牌手机技术参数，可以拍摄4K、60P、30P，是指拍摄速度。举例来说，平时多用1080、30P拍摄，现在有某品牌手机可到240帧，这是什么概念？即8倍速慢动作拍摄，拍摄画面时就会变得非常慢。长发飘扬、旋转跳跃，都能拍出很优美的画面。将灿烂的微笑慢慢展开，会产生无穷的魅力，用慢动作把笑拍出来的时候，显得更加灿烂，这种技术叫"升格"。"降格"则是指延时摄影。

在使用手机拍摄之前，需要了解不同分辨率能被压缩占用多少内存，可以为拍摄做一些预判。

使用手机进行图片拍摄，最常用4∶3画幅。因为它的感光元器件是4∶3。在拍摄时可以用足画幅，以便后期裁剪。根据发布平台，还可以选择需要的分辨率。还可以设置参考线、定时拍摄、笑脸抓拍等各种功能，可以在拍摄时尝试使用，并参照构图。使用手机进行摄像时，分辨率可以选择4K、1080P，对于日常拍摄可以选取16∶9的1080P。拍摄时，还需要利用光圈与对焦，调节曝光与焦距，来实现光影虚实变化。最后根据投放平台，选择合适的分辨率，比如像抖音、快手等手机短视频平台1080P就足够了。

影像技术迭代创新，超高清、延时摄影、高速、显微、虚拟仿真等新技术都为创作提供新的可能。如何把这些技术运用到媒体传播中，让更多的人感受到技术的迭代，并传达更多内容，这才是技术更迭的核心目标。

影像中的"道"

图片诞生到现在180年，视频有120多年历史，我们的审美从何而来？从历史中来、从影像发展史中来，每一部电影、每一位大师拍的作品都是参考，构图、角度、光线、造型等元素，每个人从小耳濡目染，都被深深刻在脑海里。虽然普通人拍摄能力不够，但审美很可能在一个高的水平，可以分辨出来好与坏，这些审美来自传统，包括影像、绘画、雕塑，所有的艺术积累都可以反映在自己的每一张照片、每一幅作品、每一个镜头里。通过不断学习、积累与尝试实践，可以使审美与综合能力逐步提升。

从看的角度来讲，我们每一个人在审视时，可能已经是"专家"了，能看出好与不好。但还有第二个维度，即是对世界的观看。每一张照片都是摄影师对世界观看的呈现。通过镜头把立体的影像环境找到一个角度位置，用适当焦距、景别切片拍摄下来，变成平面的照片。视频则是选择一个角度、一个位置、一个视角记录动态，是人对于影像和环境的选择与观看。

如何成为一个好的摄影师？学习观看，学着想象在什么样的位置，能够拍摄什么样的镜头、拍摄什么样景别的画面，要训练如何选择位置、选择距离，移动跟踪每个人的变化，并适时按下快门。这也是对于世界观看能力的过程。怎么运用镜头带动观众，运用镜头语言说话，完成"从看到说"。

镜头语言核心内容叫"景别"。景别是在焦距一定时，摄影机与被摄体的距离不同，造成被摄体呈现范围大小的区别。就像人眼的视角，通过视角的变化，产生景别和距离的变化，可以分为远景、全景、中景、近景、特写。景要求是人占画面比例1/4或者1/3以下。到了全景的时候，人物会出现全身的样貌、体态、着装、形体。再往前是中景，大致卡到被摄个体的膝部以上。近景是胸部以上，特写则是肩部以上或者放大一个局部。

景别的应用是对每一个摄影师、摄像师审美要求的体现，巧妙运用黄金分割、九宫格构图是非常有效的构图方式。远、全、中、近、特这样简单的变化，带来人与人之间位置的变化，同时也是语言方式的变化。

叙事的时候首先要告诉观众"是谁",通过一个近景或者特写,阐述主体。交代"是哪"可以运用远景与全景,交代人物背景和拍摄环境。挖掘"在干什么"可以给一个中景。用简单景别切换循环叙事,让观众从这种最简单、易理解并有效的镜头理解你的故事。在哪里?用环境来表达。谁?人物的特写。做什么?行为。这种简单的方式叫作"三镜头叙事"。

图片是瞬间艺术,视频则是连续艺术。学会用镜头语言说话,选择客观的视角、主观的视角、交流视角。平、稳、准、匀地将摄影质量有一个质的提升。作为拍摄者谨慎思考清晰:拍什么?为谁拍?怎么拍?就一定能做出好的视频。

新媒体活动营销

陈广泰 ————————————————————————
广东省卫生健康委员会网站与新媒体运维小组组长

视频的表达、图片的表达、文字的表达都以内容为王,有了好的东西,怎么样更好地传播达到裂变呢?需要花点技巧和心思,用新媒体活动营销让健康传播插上裂变的翅膀。

三大能力称霸"江湖"

第一,内容为王。从选材、标题、写作、表现形式、图文编排、短视频,到舞台剧表演等,都属于内容决成败。

第二，服务能力。如果结合单位或者个人的特点，能够创造出好的内容，并服务于广大受众，一夜之间就会成为"江湖"的王者。

第三，活动营销。可复制！人人行！例如以微摄影、微电影、微视频等形式落实到大小活动，得到精准的粉丝群体支持，实现传播的价值。

基于三大能力，还需要了解营销是什么，为什么营销。

江湖中的营销学

首先，什么是营销？

营销是企业发现或挖掘准消费者的需求，从整体氛围的营造以及自身产品形态的营造去推广和销售产品。引申到健康传播领域，就是要深挖内涵，告诉准受众，契合他的需求，从而让受众深刻了解"产品"。这个产品可能是图片、可能是视频、可能是图文创作、也有可能是健康产品等，进而让受众来认同它，并享受这个健康产品或者说宣传品的一个过程，就是营销。

营销学是关于企业如何发现、创造和交付价值，与满足一定目的市场的需求同时获取利润的学科。不同于获取利润，获利有精神的层面，为人民提供更好的精神产品、精神科普，这就是健康传播获利的过程。

有了营销的定义，如何完成营销呢？

1. 机会辨识。例如新媒体平台，通过各种平台的比对，微信公众号的私域流量价值最大，真实的流量在微信公众号的体系能够特别到位，利用流量宣传和推荐科室、单位，甚至让有需要的患者闻名而来，这才是做科普从单位角度的需求。

机会的辨识，就是要找准服务对象在哪里，就是服务人民的思维，找准受众，例如后台要了解受众人群、年龄层次等情况。

2. 产品开发。就是要想办法来提升技术或能力，适应准受众。提高内涵，方能吸引流量。

3. 吸引客户。提高了内涵之后，要吸引准受众，想办法主动地传播。

例如从2015年开始，我们几乎每年都跟着《健康报》做巡回，之后就有了广东分盟，并在2020年拿到国家卫生健康委员会和科学技术部H5产品的前三。

2021年因为视频号的发展迅速，广东分盟组织到腾讯微信总部学习视频号，于是合作开展活动，例如做直播连麦等。

4. 培养忠诚。建立联系之后，就需要想办法培养受众忠诚度。通过开展活动、互动客服，提高粉丝黏度。

通过平台角度开展活动，举个简单例子，2021年开发出来的"2021年新年快乐牛气充刮奖"，提供多次刮奖机会，通过多分享可以送刮奖机会，实现分享裂变。经过测算有86%的观众选择了分享，传播效果十分显著。事实上分享的都是健康科普知识，刮出来的都是预防新型冠状病毒肺炎的常识，例如要勤洗手等，观众为了得奖必须先认真学习这些知识。所以让受众获利，就能够更好地粘住他。不断推出新的活动，可以长效地发挥粉丝的传播力量。

5. 订单执行。通过营销思维，健康科普、宣传作品、资讯、服务就能送达受众，也获得了成长。

完成营销五部曲，就将是一个成功的健康传播案例。

营销实战

尽可能地将活动微信化。职工活动微信化、社会活动微信化、会议培训微信化、创造活动微信化、线上线下微信化、互动客服微信化等，将朋友圈资源充分利用。

不断搞活动，做好活动营销，关键做好活动策划。要想办法，不断开展活动，就会拥有更多的机会。比如2020年"战疫"纪实摄影大赛，包括开年会、出书籍、2021年开展第二届大赛，让医者的形象不断在互联网上传播。

再举一个案例，"2020年全国摄影大赛"，这个摄影大赛一共收到了7486组作品，14671幅照片，31个省区2000多位作者，最后它的传播量并不是很大，总共才获得了5000多万浏览量。要利用传播，全国卫生健康系统分享转发，通过提高转发量才能得到更广泛的传播。

营销中有三大法宝：营销策划、技术革新、传播技巧。

营销策划

发文：全程在微信平台上投稿、展示、投票和公布结果。

推动：联合全国卫生健康系统微信公众号共同推动。

奖励：活动给所有参与作者、支持媒体和吃瓜群众"利益"。注意奖励不可少、奖励面要广。

技术创新

开发系统：针对性开发活动系统，使用H5技术、获取用户微信号进行识别、发布排行榜进行刺激、提升用户的参与感，同时建立投票监测平台和设置警察机器人保证活动过程的公平公正。

网络好评：无需投票，点赞的投票凝聚人气效果好。

好玩心态：欣赏作品、游戏、奖品一起来，给参与活动的人一定福利，如欣赏作品的同时参与游戏抽奖，吸引更多人参与。

传播技巧

传播：微信推文实时跟进比赛情况，推文内容以引导活动为主线，吸引更多参与者，由内部热扩展到外部热。

互动：建立投稿作者群，制作"私人订制"教程帮助参与者进行活动推广，适时发布排行榜以及根据比赛进度对受众进行各种温馨提醒。

展示：所有投稿作品，赢得赞誉和二次转发。

最后一点，非常规营销。有了正规的传播，还要避免被骗。通过微信群的分享来提高阅读量和关注量，这是很容易利用插件就做到的事情，但它不具有真实的传播价值。只有真实的传播，才真正有价值。要开发互联网警察机器人，把虚假粉丝和点击量找出来，因为如果这些东西充斥着传播，会让做实事的人逐渐灰心，不是一个良性循环。作为主办方，开展活动达到宣传效果，能有不断增长的用户，为后续传播赋能。作为管理方，在主办活动时，一定不能对社会、对集体造成负面影响，要有正面的社会效益，才能推动工作，获得成功。

传统意义上营销学的核心是获得利润，但我们医学传播工作者要获得的利润则是"利人润心"，只有这样的健康传播才能具有真正的裂变价值。

知识、情感与灵魂——健康科普之我见

陶　勇 ————————————————————
北京朝阳医院眼科主任医师

健康科普的风格

做人可以是幽默的，勇敢的，睿智的，励志的，博学的，煽情的。

做健康科普也一定要找到自己的风格。可以是严谨的学术风格，也可以是深刻的透视人性的风格。

作为医生或健康科普人，分享的是有科普知识的故事，这些故事是最好的载体，能把你的风格包含进去。假如把健康科普看成一件能遮寒蔽体的衣服，那么要把它设计成装就必须有风格。风格设计前，首先要做自我性格分析，有科研背景可凸显学术风，本身性格奔放的可呈现热情风。健康科普要符合自己的性格特点，不能照搬照抄。

我曾经讲过老年黄斑变性，患者眼底出现异常血管，导致看直线变弯曲，像蚯蚓一样弯弯曲曲。假如直接给出这个结果大家印象并不深刻。曾经有一位中央音乐学院的老教授来找我，说他看五线谱全部拧成了一团，再也没办法看谱、指挥了。我经过检查，发现他就是老年黄斑变性患者。分享这个故事，听众不仅明白了老年黄斑变性的视觉结果，还能读出老人家晚年仍不放弃事业的恒心。

确定传播内容，寻找演讲风格，升华演讲技巧。

如何做好科普PPT

怎样让你的演讲PPT更加丰满、更有魅力呢？

1. PPT制作要精美，演讲语言要简洁。逻辑线索要清晰，否则演讲就不完整，演讲逻辑要做到层层递进。

2. 运用重复。人的记忆力非常短暂，演讲开始点题，中间再提及，最后小结时再重复一遍，最终大家就会记住你的演讲重点。

3. PPT设计。浅色背景搭深色的字体，不要反其道行之，那样后排听众看不清，视觉上也容易疲劳。

4. PPT整体要清晰简洁。健康科普是严谨的学术分享，不是娱乐，色彩上不宜过于繁杂。

5. 动画不宜过多使用，尤其在老年听众、评委居多的场合，老年人的眼球要跟着运动时，思维功能会下降，还可能产生催眠效果。

6. PPT最好用有自己特色的模板，网上常用模板没有新意。毕竟谁不想穿一件新衣服，不希望与他人撞衫。

7. 越省事的途径接受得越快。能用图片和表格表现时，尽量不要用大段文字。图片和图表听众一目了然，文字阅读需要二次转化时间。

8. 一幅画面上少量的文字一定要排列整齐。

科普讲座实际案例

做健康科普讲座就是讲故事，要像写小说一样设计好开头、中间、高潮、结尾，根据情节来埋包袱、抖包袱，逻辑层层递进，完整、合理。这样听众、评委才会记住你的亮点。

案例一：几年前参加北京健康科普比赛，我选择了老年黄斑变性的激光治疗的主题。怎么抓住大家的心理呢？那天的评委和不少工作人员都在50岁以上，我知道这个年龄的人常会出现视觉变形暗影，用这种症状来吸引大家，接下来再讲那位指挥家的故事，听众、评委就会在你编织的故事中潜移默化地接受科普信息。

案例二：在做眼内液检测项目总结时，我没做出完全学术性的陈述报告，而是选择了讲故事的方法做分享。

医生做眼内液检测，如果检测到微生物核酸和抗原，就像在犯罪现场直接逮到凶手，说明患者有感染性眼内炎症。假如凶手已经逃之夭夭，警方会通过调看监控录像作为证据确定凶手，眼内液的抗体就是当作直接证据的"监控录像"，表明患者曾经发生过感染性炎症。一旦凶手逃跑，也没有监控录像可查又该怎么办？警方常通过逻辑推理间接推断某人是凶手，眼科医学中就是通过检测细胞因子作为间接推断证据。

我用这种类比式帮助没有医学背景的评委、听众，轻松接受消化本来非常枯燥深刻的内容，效果非常好。

科普讲座实战准备

全心投入。演讲是一场战斗，只有全身心投入才会赢得胜利。我上大学时非常内向，用了8年才敢于自信地抬起头来。有一次参加讲课比赛竟准备了4个月，最终获得医院内一等奖，北京市二等奖。健康科普宣传是未来长期的事业，细节决定成败，每一次全身心投入，重视每场比赛、每场宣传，

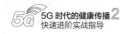
就会做得越来越好。

分析对象。做每一次健康科普讲座前，必须清楚听众是孩子，还是老人。往往听众的知识层次和年龄背景与授课人完全不一样，尽量用他们容易接受的方式做引子，让你的讲述更亲切、更熟悉。

注意细节。标点符号、全角和半角等看似不起眼的细节问题，对严谨治学的老专家就是不可接受、不可原谅的错误。

着装。无论什么样的比赛场合，一定要注重着装，不可随意。

页码。PPT要标记页码，这样有利于迅速找到提问页，自信地回答评委提问。

当然，演讲者的站姿、语速、语态、眼神、手势都很重要。

对于一场演讲比赛，最难战胜的不是对手，还是自己。演讲比赛像一面镜子，可以折射自己的人生态度。如果你决定全身心投入，把健康科普当成毕生的使命和追求，克服心理障碍和自身弱点变得非常重要。既无需自卑，只有相信自己才能赢，也不可盲目自傲而错失荆州。必须不厌其烦、反复凝练，没有半途而废的成功，也没有坚持到底的失败，只有克服心理障碍和性格缺陷，才可能打造健康科普的黄金品质。常言说只要加柴水总会开。通过一系列健康科普实战比赛，把自己变得更自信、更勇敢、更乐观。

党的十九大报告指出，我国社会主要矛盾已经转化为人民日益增长的美好生活需要和不平衡不充分的发展之间的矛盾。健康传播工作者必须要站在更高的位置，不断提升自己，把聪明才智融入每一次讲课中，你的讲座、授课就一定会走进每位听众的心里。

网红医生的过去、现在、未来

张文鹤

解放军总医院第三医学中心机关门诊部副主任

过去

很多年前的一天，爸妈饭后散步，结果走到医院附近妈妈临产了，就进门顺便生下了我。为我妈妈接生的陆医生问她："孩子的被褥衣服呢？"肯定是没有准备，无奈中陆医生只好用她刚洗好的白大褂把我裹上。长大以后我也当了大夫，经常跟同行们说起这件白大褂的故事，我是从出生起就开始穿白大褂的。

在父母的那座万人大厂，厂长换了多少任，医院院长换过多少人，不一定有人记得，但陆医生却是无人不知、无人不晓。儿科主任李华也是我的恩人。有一年，我病重需要注射葡萄糖酸钙，李主任让她在儿童医院工作的学生千辛万苦搞到一盒才救了我的命。李主任永远把别人的孩子挂在心上，有一年厂里不少孩子病了，很多工人家庭无力给孩子补充营养，李主任自己买来奶粉在病房里轮流饲喂。那时还没有互联网，有的却是人情网。一个医生做到了这个程度，怎么会不受人爱戴？

我们医院也有不少这样的医生。原儿科主任叶惠芳是林巧稚的学生，大半辈子出专家门诊。按院内规定退休返聘专家的特需门诊挂号费要几百元。她找到院领导只要求普通号，她说："我不希望因为这几百元钱，让很多患者找不到我。"直到叶主任退出工作岗位一直都是普通号。她去世之前，她家一直是全国各地贫困家庭患者进京看病的免费落脚点。我们医院把叶老的故事拍成情景剧，演员每年换，但剧情永远不变，一代一代传承下去。

从厂医院的陆医生和李主任，到叶老这样的名医，能够让患者信任追随的，不仅是她们的地位、学历，更是作为医者的光辉。我的身边就有无数这样的医生。刘加勇医生的故事、施琳玲老师的文章，他们循循善诱把知识给了大众，这是知识的光辉。高巍大夫跟着患者着急上火甚至流泪，这是爱心的光辉。白辰大夫为辟谣在视频里横眉立目，这是正义的光辉。郝鹏大夫顶着工作、家庭的重担，依旧微笑着回馈社会，这是人性的光辉。

现在

我身边有些医生也想做科普、也要当网红。但他们不知道该讲些什么。

在亲朋好友聚会的餐桌上，你无意间说到一个医学的常识，有没有发现大家纷纷把筷子放下了，仔细聆听？

当贫困家庭患者找你看病，你有没有悄悄把昂贵药划掉换成便宜药，甚至把治疗方案都调整了？有没有和同事一起为他买饭？

你有没有遇到过受骗上当、痛苦不堪的患者？有没有心里一堆烦心事，最后依然调整好心情出门诊、做治疗？

知识的光辉、爱心的光辉、正义的光辉、人性的光辉，构成了医者的光辉，这都是给你的加持，你讲出的东西怎会没有人爱听呢？

将来

未来会有更先进的技术，但改变的只是平台、技术、渠道、表现手法，然而医者光辉、医者能量、医者灵魂、医者根基却永远不变。正是因为医者的光辉，医生才会成为一群受普通大众尊敬的社会群体，也正因为健康传播人善于把这种光辉展现出去，我们才成为网红医生继续传播着正能量。有幸从前辈身上继承了医者光辉，就要把这个光辉发扬光大。

"一夜成名"背后的初心与利他

刘加勇 ————————————————————————

北京疤康瘢痕防治医生、中国社会福利基金会烧烫伤关爱公益基金专家委员会委员、医学健康科普博主

"一夜成名"的始末

所谓"一夜成名",要从2020年新冠肺炎疫情最严重的时候说起。2020年2月8日我外出买菜,家人再三叮嘱我注意安全。身为外科医生,我非常熟悉无菌操作、避免交叉感染的规范,但百姓普遍缺乏自我防护常识,我该做点什么给大家必要的提醒或帮助呢? 我把外出中如何避免交叉感染的很多细节拍摄下来,视频剪辑后发布到北京疤康诊所微信公众号上,第二天竟然有近3000万的播放量,媒体平台打电话要求授权转发,我切身感受到互联网强大的传播能量。第一次制作的短视频得到大家的认可喜欢,传播了医学知识,给真正需要的人以帮助,我意识到这事值得去做。5月10日,在快手平台完成医生身份认证,从此就多了一个身份——医学科普短视频创作者。

健康科普与医生品牌的关系

最初做短视频并没预想会有这么多人关注,也没有仔细考虑过该怎么打造医生品牌。把我的专业知识传授给大众,能帮助大家是最初的想法。正是这份初心成就了我今天的品牌。假如当时只想着打造品牌,就会有功利心,可能就会走弯路。

说到从事科普和医生品牌的关系,我认为坚持从事科普创作能提升医生的信任感和亲和力。科普作品惠及的人越多,医生品牌就一定会越响。

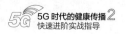
品牌意味着责任和信任。医生品牌越响、知名度越高，就能帮助更多的人，医生内心更加充实，幸福感更觉强烈，这是医生最大的欣慰和期望。医患间信任度和依从性也随之提升。

从瘢痕治疗与康复专业诠释"初心"

我第一场直播话题就是如何预防烧烫伤，两小时直播吸引了80多万网友。

我国每年有2600万左右烧烫伤患者，其中0~12岁儿童占30%以上，约800万人，0~5岁为高发年龄，占烧烫伤儿童的70%，约560万人。49%出现致残或毁容，其中又有8%遗留严重的终身残疾。造成这些结果有三点原因：首先是监护人识别危险源的能力和远离危险源的意识不足；其次是家长注意力不集中，预判孩子会被烧烫伤的意识不足；最严重的是出现烫伤后家庭急救方法错误。作为专业瘢痕医生，只有正确传播预防烫烧伤知识，才能让更多的患者获益。

烧烫伤患儿常面临生命危险，即使治疗得当，创面愈合了，也会出现瘢痕增生的问题。大面积的瘢痕增生治疗费相对昂贵，少数患者得到些减免，仍然是杯水车薪。每每看到因家庭拮据而无法继续接受治疗的孩子无奈走出诊室，医生都会有种万箭穿心的苦痛。这也正是北京疤康诊所全力支持中国社会福利基金会烧烫伤关爱公益基金的初心。

医生要针对时下大量出现、对大众伤害最多、最重的疾病，做更多的科普宣传。一项科普内容要不断重复、再重复，才能让百姓掌握防治常识。

眼球经济时代的坚守

5G时代，短视频已经被越来越多的人接受，作为健康传播短视频创作者，必须把握最核心的东西，那就是初心。简单说就是"利他"。从利他的角度思考问题、构思内容，解决大众面临的难题、痛点。医生创作的科普作品必须具备科学价值，能提升大众健康认知、健康素养，从而能少生病或不生病。

公立医院和民营医院，医生做健康科普的异同

很多民营医院医生同样拥有良好的专业技能，但有人感觉在互联网上会受到不公平对待，这个问题症结还是出在初心上。我是一名民营医院医生，从未感受过网友的偏见。假如患者对某位医生有偏见，一定是他做科普的出发点存在问题，没有真正传递出科学价值，而与所属医院的属性无关。

去中心化的网络平台很公平。医生的受关注程度与医治的患者多少、创造的价值大小有密切关联。只要助人初心不变，网络就可以放大医生价值。多做对社会有意义、有助于他人的事情去回馈大众，我们的社会就会更美好，医生获取的能量也就更多，两者之间相辅相成。

"爆款"视频的关键点

所谓"爆款"就是观看人特别多，播放量、点赞量、评论、转发特别高的作品。假如能持续不断产生"爆款"，粉丝量就会线性增长。

1. "爆款"的核心点。关注你的人越多、你的知名度越大，你能带给患者的福利越多，医者的责任感就越强。永恒不变的"利他"思维才是"爆款"核心。

2. 产品思维。能满足人们某种需求的东西叫产品。创作出优质短视频必须要从两个层面考虑，它给用户带来哪些价值？为用户解除哪些痛点？国内短视频平台每天上线产品总和有几千万个，只有少量优质产品被关注。那么，如何让用户留意观看你的作品呢？

第一，标题、封面。第一个场景或第一句话尤为重要，是否能把观众留下，前三秒是关键。

第二，题文相符。不做标题党，语言简洁，避免啰嗦。

第三，内容要严谨。似是而非的作品一定不要外传。

第四，内容与文案要"接地气""说人话""跟你说"。"接地气"，让百姓都能听懂，一下就被吸引。"说人话"，把专业术语翻译成大众能接受的语言。"跟你说"，把镜头当成你的一位朋友，你给他聊家常或者提建议，能让用户感受到你的温度，更有利于传播。

第五，内容结构要有逻辑。优秀作品必须说清楚是什么、为什么、怎么办等关键问题。

第六，适时引导网友积极点赞、关注和评论。

如何克服面对镜头的恐惧感

拍摄时怕被人看见，上传后又怕人看不见，"两怕"曾是很多创作者面对的共性问题。

1. 坚守初心。我们的初心是为帮助受众，既然是在做好事，要表现的落落大方，没必要扭捏羞涩，这是面对镜头的出发点。

2. 反复练习。刻意反复练习，做到烂熟于心。把镜头当成熟人的眼睛，与亲朋沟通交流，为好友排忧解惑，克服恐惧感。

从事短视频创作该注意什么

1. 不要做"自嗨型"内容。首先要转变心态，科普不是教学，要放下学术范，做真正的自己，不包裹伪装，不刻意表演。

2. 耐心、细心。短视频并不是特别容易的事情，所以要根据自己专业领域和兴趣特长从事创作，否则很难持久。我们做的是困难的事情，过程不会一帆风顺，需要坚持。

3. 仔细阅读不同自媒体平台的用户须知，杜绝出现违禁的内容。

4. 尽可能多安排直播互动，增加与粉丝的黏合度。

大V主播的发展瓶颈

首先是流量，也就是粉丝增长的问题。前期增长特别快，过了1000万就越来越慢，这与平台规则有一定关系。我希望平台方能打破这一规则，让真正有价值的内容普惠更多大众。

第二是直播流量问题。希望平台能给知识类主播更多流量，有利于提升大众的健康素养和科学素养。

第三是医生带货、推荐产品问题。目前，国家政策和大众感受都没明确支持医生带货。假如未来政策支持，医生有机会、有精力做产品推荐，必须遵循4个原则：必须是社会大众的刚需产品；必须从安全和健康层面去衡量产品品质；必须是高性价比的产品；个人利益永远放在最后一位。

未来发展规划

要从大众面对的医疗健康问题出发，坚守初心、坚持利他思维。从事健康科普一年多，在全平台拥有了2000万粉丝，感觉自己的责任更大了。

我在做短视频的过程中感觉到了自己的使命，就是"帮助大众健康不走弯路"。我想这也是所有医生共同的使命。面对未来我衷心希望：

人人都能掌握必要的急救技能。

人人都能掌握一定的疾病预防知识。

人人都能掌握解除病痛的正确路径。

当有更多医生投身健康科普，当大众健康素养不断提升，当大众能看到医生的付出，当百姓获得更多医学知识，那时的医患关系会更和谐，百姓会更健康，我们的社会就更美好。

坚守初心、利他思维，憧憬未来，不懈努力。

你不上台，永远只能是观众

高　巍
北京市密云区医院急诊外科医生、科普视频原创作者

　　我是急诊科医生巍子，其实我还有一个身份，是我们中国医师协会健康传播工作委员会医生品牌学组的发起人，还是急救许可的发起人，今天的分享，除了想和大家谈一谈我做自媒体的一些经验，还想说一些做得不够好的地方，大家别走我走过的弯路。

　　我是2017年10月份开通了自媒体——自己的公众号，那天晚上我被自己的梦吓醒了，我梦见自己患了胃癌，意识到这是一个梦后我又睡着了。接着第二个梦又是胃癌，第三个梦告诉我，"你真的患了胃癌"，连续三个梦，都是自己患了胃癌，于是第二天醒来我把所有的游戏都删了，并在那天开通了公众号。那时候公众号已经很饱和了，我有些迷茫不知道该怎么做，日常就写一些疾病知识，比如胆囊炎等。那时候第一批粉丝就是朋友圈的粉丝。在公众号饱和的大环境下，想要做出成绩，真的很难。后来我就抱怨，心里不爽，明明很认真很用心去写了，可是不管是患者还是同事和领导都对我不理解，而且感觉没有人喜欢看我的文章。接着我开始用文言文去写，甚至去怼患者，后来发现以前关注我的一些朋友开始取关我了、甚至远离我了，渐渐地我觉得这种方式不行。我曾在社区医院做过全科医生，即使到了现在的医院，也做过很多科室，我就想，为什么不能把我知道的知识讲述给大家。我是个小医生，我可以和老百姓们讲一个理念、一个知识点就可以，不需要太深奥。

　　我和朋友一块坐下吃饭、聊天的时候，他们特别喜欢听我讲故事，比如一些让人特别有感触的、特别伤心的、特别遗憾的，甚至让人特别愤怒的患者，通过一个故事来讲一个案例。我就通过讲故事这种方式，每天大概花4

个小时来用文字记录下来，甚至手都敲出茧子了，终于有一篇关于被蜜蜂蜇后该如何处理的科普文章单篇点击率破7个亿，人民日报、新华社等200多个官媒相继转载。这篇关于被蜜蜂蜇伤后的处理方法大概是两个知识点，一个是如果出现过敏反应了及时就近就医，第二个是基层医院其实可以做很多事情，不要觉得基层医院不能解决问题而去大医院，耽误了最宝贵的抢救时间。这篇火爆的文章让我有了更坚决要做下去的动力。

2018年，因为有一篇文章拿了全国第一，所以我站上了中国医疗自媒体联盟的舞台，那是我第一次上舞台，在江苏南通的这一个晚上改变了我的一生，我在这里受到了很大的鼓励，虽然当时的粉丝量仅有12000人左右，但我暗下决心回去了要更加努力地经营我的自媒体。

虽然一直说5G时代已来，但那时候确实还没有感受到做互联网短视频的影响力有多大，直到我来到了蝴蝶学院，来到中国传媒大学的D5演播室。我记得当时是这样的，有一位老师拿了我一个做海姆立克急救法的科普作品来点评，当中肯定了我做得好的，也指正了我做得不足的地方，他特别提到我声音辨识度的问题，确实当时我毕竟少出镜，更多的是写，但是粉丝们通常都能通过声音辨识出来这就是巍子。这边我要说一下，首先我是一个年轻的医生，而且长得好像也不是那么难看，还是能和帅搭点边的，而且我最大的自信是我是蝴蝶学院的金牌讲师，我为什么不做视频呢？那个时候医疗自媒体圈里，做科普视频的医生还是比较少的，有很好的机遇，同时也很具备挑战。于是我不眠不休两天两夜，参考了很多百万粉丝博主，他们当中有警察、律师等各行各业，研究他们短视频发布的内容、时长、频率，后来我找到了规律，受瞩目的作品一定有一个矛盾点，那就是让大家刷新对以往的认知，阐述为什么是错的，再告诉大家该怎么去做。然后我给自己加了一个IP，我的开头和结尾一定要强调"大家好！我是巍子，急诊科医生"，所以大家都记住我了。那天我用这个方式做了10个短视频陆续发布出去，次日晚上，我们团队的护士长给我电话说，巍子你的抖音是不是出问题了，粉丝量怎么一直狂涨，30万，50万，70万，一晃5分钟之内竟涨了280万粉丝。说真的，当时我是真的被5G时代互联网的力量给震惊了！

紧接着是新冠肺炎疫情的爆发，我依然在坚持做视频，频率保持在每天3个左右。疫情期间特别有感触，我们做医学科普做的是救人的事情、是真正的人民医生为人民。给大家讲一个在疫情期间我觉得特别自豪的事情，当时我们做了很多关于急救、居家预防的健康科普知识，虽然国内疫情已经得到很好的控制，但是国外还是处于失控的状态，一个海外华人的群找到了我，让我做一系列的科普教大家如何洗手、正确佩戴口罩、如何预防感染新冠肺炎，我花了大概不到一个月的时间在群里断断续续给同胞们做分享。后来因为一些原因这个群解散了，在解散的前一个小时左右，有一位企业家，他在里面说了一段话，他说："巍子，因为看到你，我感觉我们都错了。以前我们从国内出来，觉得外面的世界好，这次疫情我们看到了祖国的强大，您作为一位医生都跟祖国站在一起，我决定等这次疫情过后，变卖所有家产，带着我的资产回国再创业"。那时候觉得我一个平平无奇的小医生，做这些看似简简单单并且力所能及的事，但是却给大企业家们带来了这么大的影响。所以我相信医生也好，律师、警察、老师也好，讲好我们的专业知识，把这些正能量传播出去，我们整个社会常态将被各行各业的正能量填满。

我坚信科普是可以赋能的，它链接着每一个职业和群众直接的关系。以前老百姓难以想象一个简单的胸痛为什么会要了人命，是不是急诊室的医生不作为。但是通过医学科普，用医学知识作为和老百姓、患者家属的沟通桥梁，让医生更了解患者，让患者及其家属更理解医生，和谐的医患关系、医患之间的信任不就是这样构筑的吗？

我的母亲经历过两次脑出血。第一次脑出血的时候差点救不回来，第二次脑出血时在天坛医院抢救，我当时非常焦急，脑子一片蒙，真希望能有一位护士给我指指路，告诉我该怎么办，下一步该去哪里。换位思考，当我在急诊科时，患者家属肯定也希望我们医生、护士多和他说两句、多笑一下。其实无论是患者还是家属，并不需要我们给予得很多，有时候我们一个微笑、一句暖心的问候真的可以抚慰到他们。

我刚刚参加工作的时候，我的老师告诉我：巍子，当大夫首先要记住两点，要么你技术特别好，要么你对患者特别好，当然你技术又好、对患者也很好，能做到这样就更好了。就像我们来到蝴蝶学院一样，不是说我们多么有能耐去掀起蝴蝶风暴，但是我们每个人尽自己的力量，并且坚持努力去做，要相信不上台，你永远只能是观众，你的坚持和努力，上天会以另一种方式回报给你。相信那句话，做一个善人、做一个有心人。

初心传播锻造医生品牌

尚　书 ——————————————————————————

沈阳市第五人民医院内镜诊疗中心主任

如何做传播、如何打造医生品牌，首先要知道医生需要什么？作为一名职业医生，我认为有四点。

第一，患者。 没有患者哪来的医生？谭先杰老师曾感慨道，为什么来协和医院找其他医生的患者要比找他的多呢？一位医生的名气是患者给的，技术如何更是患者的口碑，患者数量决定医生收益，医生第一位的需求就是患者。

第二，成长。 从小大夫到大主任，再到名医大咖，每位医生都有这样的成长过程。上学读书时有跳级制度，医院五年才能晋一级，能不能缩短这个过程？这是医生考虑的第二个问题。

第三，学术地位。 这对医生非常重要，即便你在医疗圈外混得再风生水起，回到自己的学术论坛上没人邀请你，讲座、手术没人认可，观念、文章没有发表，你还算是医生吗？

第四，精神。医生需要一种精神，这是医生需要的最高境界。

医生需要患者，那么患者需要什么呢？

我曾在医院临终病房工作过，平均每天去世一位患者，一年的死亡记录我写了三本。那时我就在思考，患者们需要什么？他们那么痛苦，在肿瘤晚期治愈无望时，我能给予他们什么？经过一番认真思考，感觉健康传播缺乏生死观的传递，我就铁了心要做"生死教育"，这是我从主流媒体涉足自媒体后的第一件事。

在健康传播中有两个事要慎重，一个是性，一个是死。人怕死，不想死，不想遭罪地死，患者对医院、对医生寄予了极高的期望。正是这个极大的期望与社会现实间的落差引发、导致了很多尖锐问题。那么，既然人们从小到大都不愿谈及死亡，为什么医生要把这个残酷的事实告诉患者，"你不行了、你要死了"，患者这辈子都没有想过的问题，入院一个月却从医生、护士口中反复听到、从身边人的神色中察觉到，患者能接受吗？这个压力谁来承担？怎样让患者坦然地接纳死亡，让患者做到生死两相安？除了用止痛药让患者暂时缓解，我还能再做点什么？

我开通了第一个公众号，写了很多文章，到各地去演讲，把我所能掌握的资源全用来做生死教育。从中国历史文化、传统观念、民间习俗说起，告诉大家祖先其实是具有生死教育的。一个人拼命劳作、自我修行就是为了死后能摆放进家族的祠堂。每年清明，族人后代要面对灵位祭拜，你说中国人怕死吗？这正说明过去中国人已经具备了生死观，无论我走到哪里，都在反复告诉大家这个事实。

我是一名医生，就该为患者、为国人解决问题。当我掌握不同媒体资源，在医学人文领域初有建树之后，便开始拜访所能接触到的专家，他们对我的成长给予了很多帮助。两年前，我从小大夫晋升为主治医生、聘为科主任，成为中国第一个"借助媒体影响"当上主任的医生。

多年前，大部分患者选择做无痛胃肠镜检查，问题是一旦麻醉了，患者就没法与医生交流。从医学人文角度出发，我便开始研究如何在不麻醉的情况下，让患者有可接受的胃肠镜体验。我研究了一套进镜的手法，即使不麻醉患者也不感觉疼，这就给了我与患者充分交流的可能。在诊疗中我给患者讲解疾病发生、发展和愈后，这实际上就是在做健康科普，患者很愿意接受，无意间也宣传了这种无痛检查方式。

我把整个检查、手术过程投屏到家属等候区的大屏幕，这需要一种勇气，更是一种自信。一扇手术室的大门、一个检查室的大门，正因为门里和门外人的心情截然不同，它也变成了医患之间互不信任的一扇门。如果这扇门始终没人主动去推开，那么它就将成为医患之间最深的鸿沟，越来越深无法跨越。在这样的情况下，我主动迈出一步，主动把门打开，让患者看到我检查、手术的过程，甚至看到有穿孔出血，那一刻门外的家属跟我一样提心吊胆、一样揪着心。手术中我用了几把手术刀、用了几把止血钳，家属看得一清二楚，反复跟我说你们太不容易了。

为什么医疗传播在这扇门前止步了，是技术不行，还是心里有鬼，这是所有医疗传播者和每个医生应该思考的问题。我把医疗全程投屏在手术室外，反而赢得患者、家属的信赖，他们信任我，因为我自信。

之后，我也把生死教育用到了肠镜检查中。有位让我印象特别深的患者，她38岁有两个孩子，便血半年多一直犹豫不决，看到了我的手术视频终于鼓足勇气做肠镜检查。我在她肛门口就看见肿瘤，瞬间通过、继续探查。告诉不告诉患者实际病情是个世界难题，对于没有医学人文素养和没有生死教育观念的医生，很有可能做错选择，或直截了当告诉患者问题很严重，患者能接受吗？或说没大事，隐瞒病情，但后续治疗怎么办，患者发现你说谎了又怎么办？医生的选择实在很难。

做了十年肿瘤内科医生，做了十年生死教育，我把这个难题解决了。具体实践中的生死教育是个阶梯式引导，首先让患者自己来做生命排序，医生就会知道患者心中什么因素占据核心位置，比如她最关注的是孩子。我就从孩子入手，从中判断患者的性格。

"您前半辈子一直在为孩子活，想不想后半辈子为自己活?"

"我今天来找您检查就是要为自己活。"

"如果这个病比较严重，您能接受吗?"

"听了您的介绍，我都能接受。"

"您可能患上了直肠癌。"

"那您告诉我，下一步我怎么办?"

在肠镜检查过程中，我一直用生死教育引导她，交流得非常顺利，最终发现患者非常坚强，我说出实情她完全能配合治疗。这就是我之前十年做生死教育积累的经验、打下的基础。

医患间最难得的就是信任，我们做健康科普、做健康传播最终获得了信任。获得信任最终为了什么呢? 最初做科普时，我并没想到能获得一件最为重要的东西——我不曾触碰的边界。

现在回头再看这个模式，"传播，医学，人文"，这6个字谁在前、谁在后? 现在来看一定是传播在前，我是传播最大的受益者，在传播中初心决定了前行方向。做生死教育是为医学服务的，从医学回归传播，然后再迈向根植于心的人文。我与患者沟通不是一朝一夕，是十年来的积淀，患者不只单纯信任某位医生的技术，更青睐整个科室的人文情怀，医生、护士懂得照顾患者情绪，懂得跟患者沟通。我们让纯粹的医学又重新回归人文层面。

要把自己做成品牌，就要回归最开始的问题，初心是什么? 品牌是什么? 提出这个思考不仅仅是解决它，更要把它留在心里。初心决定脚步，品牌是为患者服务。做媒体、做传播、做医生、做医宣，不是打造明星，必须回归医生本质。

我从多年实践中总结归纳了四个"别忘了"，与大家共勉。

1. **别忘了医生也会成为患者**。医生会变成患者，但患者不会成为医生，做医生的要想到一旦躺在病床时，我能得到什么样的待遇和服务，会接受什么样的人文关怀。如果你感觉害怕或恐惧，那就从现在做起，当一名好医生。

2. **别忘了患者才是医院的主人。**没有患者医院就失去了存在的意义。真正为患者考虑就需要绕过疾病，去关注患者所承受的喜怒哀乐、忧思惊恐，这是医学人文，要感恩医院的主人。

3. **别忘了我们是一群有专业素养的人。**做传播，当名医与服务行业不一样，医生除提供医疗服务，还提供专业知识，用专业素养让患者享受人文服务，医疗技术是你的武器。

4. **别忘了患者是医者的老师。**医生在课本中学的东西有限，甚至很多知识没学到什么，要在医疗实践中重新学。教会医生某个手术不能这么做、这刀切下去会大出血的人是患者。我常为患者鞠躬，他们才是造就我们成为名医最好的老师。

通过医学传播、媒体运营、品牌打造，我拥有了自媒体品牌科室。我相信这一路坚持走下来，是因为有一颗不变的初心，只有这颗初心才能够锻造医生品牌。

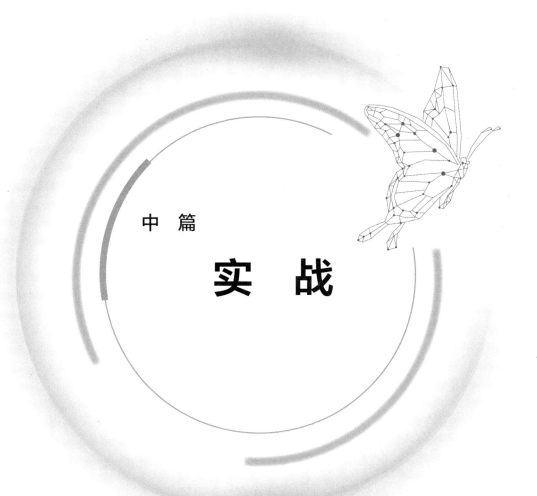

中 篇

实 战

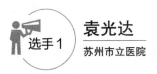

袁光达
选手1
苏州市立医院

我是袁光达，来自苏州市立医院。非常荣幸把我的故事讲给大家。

2014年，我再一次来到照片中的这条走廊，不是为实习，不是为求职，而是为了找寻我的父亲。命运真的非常奇妙，在获得医者身份之前作为患者家属，在这条长长的走廊里茫茫然目送至亲走远。彼时阳光照着满眼的泪水，让这条走廊看上去像条彩虹桥，我在这一头、父亲在那一头。父亲生前就诊于苏州市立医院胸外科，在他过世一个月之后，我成了这家医院的胸外科医生。我现在的岗位正是父亲远去的地方，每每行至他曾经的病榻，我总会下意识地顿足，无法忘记他那张熟悉而又温暖的脸庞，思念是我心底永远的秘密。经历了从家属到医者的转变，感受了人间的离合悲欢，我对医者特殊身份的认识也愈发深刻。对我而言，这条长廊不单纯是工作场地，更是无数生命的中转站与岔路口。我能做的、我要做的就是对走在这条走廊里茫然失措的人们笃定地说"请你不要担心"，我总会这么说，正如多年前我听到的那样。

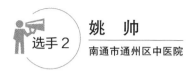

姚 帅

选手2 南通市通州区中医院

出发来京前一天晚上，我接待了一位很特殊的患者。"你家里人呢?"我问道。他微笑地说:"姚医生，你不记得我了吗? 你认识张翠吗?"这句话让我头皮发麻，张翠是位患有主动脉夹层的患者，因为医疗失误去世了。法院判定医院承担部分责任。尽管事情过去两年多了，很多细节我一直耿耿于怀。

再次面对张翠家属时，我就像个犯了错误的小学生——我刚被提升为院办副主任，此时该怎么办? 我很害怕。然而，他没有情绪激动，没有谩骂，只是微微一笑。我的心非常痛，因为我的失误他的一对儿女没有了妈妈，这位丈夫没有了妻子、没有了家。我转身离开，走出很远给他买了面包、买了水，留下了我的电话号码。他说姚医生我不要，我相信你。在医患矛盾里面我选择相信，唯有真诚能化解矛盾，而设防只能带来更大的对立。

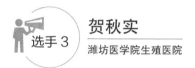

贺秋实

选手3 潍坊医学院生殖医院

在我刚刚接手医院宣传工作的时候内心有些迷茫，院长跟我说了一句话:"医生看病，遇见的不仅是人的病、更是病的人，是人的眼泪、微笑和故事。"这句话突然点醒了我，让我意识到其实做健康传播也是在不断地遇见。不仅要遇见医学，更要遇见人文，这样我们有了与人文素养的遇见。我们开展"1+X"医学人文素养培训，让医生在传统文化、哲学思想、文学素养、艺术审美的课程中去遇见更多有趣的灵魂。

我们也有了与叙事医学的遇见。我们与北京大学医学人文学院开展合作，建立叙事医学实践基地，让医生通过叙事病例去讲述人的故事。我们即将建成国内首家书吧式的就诊大厅，让就医不再成为患者的负担和焦虑。

我们还有了与公益之旅的遇见。在公益之旅当中我们开展了"医路同行，健康相伴"的志愿服务活动，让医生不仅去参与公益，更要用立体的方式去体察社会与人。

正是这些遇见让医生们逐渐明白，没有人文的医学是冷冰冰的，是没有温度、没有灵魂的。在我们不断探索的路上，又遇见了更高、更广阔的平台，我们与中国医师协会和新媒体合作，承办了国家级活动，建成了具有300多万粉丝的直播平台。正是这些遇见让我们获得了很多荣誉，2019年，获得了全国医学人文最高奖"人文爱心医院"称号，也就是这一年，又遇见了健康传播工作委员会。有爱有家有力量，我们愿意与大家一起携手同行。

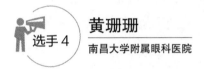

黄珊珊

选手4

南昌大学附属眼科医院

三番脱口秀迎来了最终季。在没有比赛的日子里，我一直在思考，要为健康传播做点什么，于是我奋不顾身地潜伏在了脱口秀演员当中。脱口秀开放麦票价只要19.9元，但是我打车来回却要120元，原来脱口秀是一项贵族运动。这是一个兼职脱口秀演员的真实经历。

来到蝴蝶学院，我才发现什么是真正的蜕变。每天的比赛日程让我的睡眠质量有了很大的改变，原先是睡不着，现在根本没得睡。再然后发现厚脸皮的程度跟粉丝增长程度呈正相关的关系。巍子老师跟他的粉丝说，千万别熬夜真的会死。但是却对我们说，他两天才睡了3小时。这是我们最有共鸣的地方。好的喜剧表演需要共鸣与真实，同样适用于健康传播，为了打造医务人员的公众形象，我们需要更多的真实与共鸣，才能打造还原真实与鲜活的人物，让大家觉得医生也是普通人、护士的烦恼我也懂。有了真实和共鸣这两大法宝，相信各位都能成为健康传播的顶流。

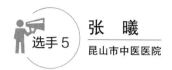

张 曦

选手5　　昆山市中医医院

记得我刚来蝴蝶学院时被问到一个问题，怎样才是一个好的科普人？当时答案很放得开。初赛时却很紧张、特别焦虑，台下导演告诉我应该放松，走来走去才是最好的状态。听了他的话我放松多了。蝴蝶学院老师告诉我们，必须10秒钟抛出一个梗，所以我就拿它做了片头。杨宇军老师告诉我们，要做好标题、不要做标题党，我这个题目不能说成为一个肚皮舞医生的自白。董关鹏老师教我们，一个好的演讲最重要的是什么呢？Prepare，Prepare，Prepare（准备）。坦白地说，这段词我至少背了18遍，尽量不要发生"招商引资就是那些事"。我还记得施琳玲老师告诉我，作为一个好的健康传播人，最重要的是不忘初心。

正是这些老师教会了我如何做一个好的健康科普人，不仅是放得开，还需要有温度、有情怀、有技术，既要脚踏实地，也要仰望星空，最重要的是不畏艰难、不忘初心，这样才能做一个真诚的健康科普人。

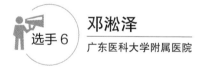

邓淞泽

选手6　　广东医科大学附属医院

大家看一下这张照片，所有人都笑得特别开心，只有我哭得尤其丑。

我真的特别讨厌在蝴蝶学院的日子，因为跟我朝夕相处的队友们在学识、学术，在医学传播领域，甚至个人阅历都已经有了一定的建树，都是彩蝶飞到这里来，为了裂变成金蝶。而我是一颗实实在在的真茧。

但是我慢慢发现彩蝶有彩蝶的任务、金蝶有金蝶的担当，而茧有茧要做的事情。三分治疗、七分护理，一直以来护理人在健康传播领域起到了重要的作用，但是，利用新媒体载体的护理人太少了。我是可能在场唯一的护理代表，特别想把这几天获得的干货带出去，作为一颗种子带着我450万的护理姐妹们投身到健康传播领域当中，帮助更多的人。

我慢慢发现这太难了，好多东西我根本不明白，好多课我听不懂。可是我惊喜地发现，一起比赛、一起学习的哥哥姐姐们特别愿意、特别主动帮助我这个妹妹去打开那扇我小心翼翼试图敲开的健康传播的大门，这让我意识到在中国健康传播领域，医者也愿意为护理人打开这扇门。感谢流下的泪水和收获的温暖，感谢蝴蝶学院让我这个护理人坚定了做健康传播的决心。

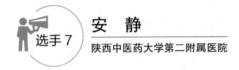

安 静

选手7　陕西中医药大学第二附属医院

"新丰美酒斗十千，咸阳游侠多少年。相逢意气为君饮，系马高楼垂柳边。"

大诗人王维笔下的咸阳游侠，纵酒高歌，作为一名地地道道的咸阳人，我虽无他高楼纵饮之豪情，也无他报国投军之壮怀，然自幼志于学，寒窗苦读十六载，终入传媒学问之最高学府中国传媒大学，此乃吾生之幸。今日故地重游，身归母校，心有凄凄，恐不成才不得意，辱我中传美名。

兹是游侠，心在远方。2009年，我远赴大连投入到媒体的汪洋大海之中，成为一名铁肩担道义的电视新闻记者。十年里，我收获了职业荣耀、体味了职业辛酸，更见证了传统媒体转型蜕变之痛。2018年，我回归故土咸阳，成为了一名医宣人员。两年中我们尝试在短视频创作领域进行了一些尝试，收获了快手粉丝过百万，在我院新院落成开诊之际，成功地打开了一扇对外宣传展示的窗口。当然，医院品牌力建设、医院品牌力推广并非一朝一夕、一招一式，而需要内外发力，兼修并蓄，持之以恒，并传之有道。

程晓亮
选手8

江苏省赣州市赣县区南塘镇中心卫生院

我应该是本届最"土"的一位选手了，当然我的"土"是"乡土"。

我在农村长大，大学毕业后就回到了农村基层当了一名医生。有人问我，你为什么要做健康传播？在农村生活的大多数是留守老人和儿童，他们的健康素养都不高，与大城市相差甚远，因病致贫和因病返贫的现象屡有发生。作为医生光治病远远不够，我要在基层做科普！

一有时间我就去学校、去村里给大家普及健康知识。作为两个村的家庭医生，我会定期到贫困户做健康指导，告诉他们国家的扶贫政策，他们有什么健康问题就会打电话给我。对他们来说我不仅仅是一名医生，而更多的是他们健康的保障。一位贫困户曾热泪盈眶地握着我的手说，"我家老头子吃骨头卡住喉咙了，就是上次你教我，要从后面抱住他，一下子他就把骨头吐出来了……"，这就是我做健康传播的意义。

脱贫攻坚取得胜利后，提出要全面推进乡村振兴。作为农村的一名普通医生，我要普及健康知识，守护他们的健康，我要把党和政府的好政策告诉他们，让他们感受到温暖和希望，提升农村健康素养水平，推进乡村振兴，助力健康中国。

秦嘉若
选手9

上海市第十人民医院

不知道大家这几天什么感受，我觉得太有意思了，我回去真的要干传媒，我要转行。

董关鹏老师跟我们说，要学会讲故事，同学们要有说服地图，每一个细节都要Prepare，Prepare，Prepare（准备），太令人回味了；赵俐老师说了一句话点醒我，不是只有凝重才能传递深情，你的真诚传递给了观众，你的心也就传递给了观众。

我今天一定要跟大家有一次真诚的交流，坐在我面前的一排评委露出微笑、露出你们的牙齿可以吗？我想看看你们的牙齿，牙齿有点龅，烤瓷牙不是很好看，有烟渍，牙周炎。

大家都是城市里面的高知分子，你们有这样或者那样的口腔问题时要来找牙科医生吗？大家知道不知道，80岁的老人嘴巴里面应该有多少颗牙齿？"8020"，世界卫生组织给出的意见是80岁的老年人要有20颗健康的牙齿，可是，有多少人能做到"8020"。为什么？为什么会是这个样子？

一定是我说得不够多、一定是我站得不够高，是我的错！不，我还不能转行，为了你们的牙我不能转行，为了中国14亿人民的牙我不能转行！为了健康中国2030我不能转行！我不能转行，我要让大家都明白口腔健康就是身心健康发展的第一步，这就是我今天站在这里的全部意义。

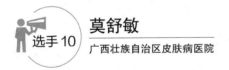

莫舒敏

选手10 广西壮族自治区皮肤病医院

山水之间有万物，壮美广西藏锦绣。说到广西，网红代表必须要有螺蛳粉，你们的印象里是不是又酸又臭又辣，虽然听说很好吃，但是真的下不了口。这种忐忑的感觉我能懂，就跟咱们金牌讲师特训营一样，什么感觉？人间地狱！当我不顾一切豁出去体验了一遍之后，还是挺回味无穷的。

在"惨绝人寰"的训练营里我们深刻领会了健康传播的责任与担当！在这里我们可以跟各位大咖面对面，在这里收获了珍贵的对手和友谊，在这里我没有想到自己的体力竟然可以比想象中更好一点，在这里还顺便收割了一波男神。

在特训营里一路走来，我们披荆斩棘、全力以赴，每当自己交出答卷的时候，感觉就像排了很久的队，终于吃上了那一口美味的螺蛳粉，这种酸爽的满足感谁吃谁知道。不臭不辣不是正宗的螺蛳粉，不拼不干不配行走江湖，健康传播的路上我们等你来。

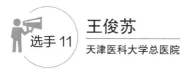

选手 11 　**王俊苏**
　　　　　天津医科大学总医院

　　江湖论剑炉火纯青，破茧成蝶尽显芳华，俊美英姿乘风破浪，俊苏还请手下留情。

　　我与蝴蝶学院金牌讲师大赛结缘两次，2019年6月20日进入20强的第一天，因为二宝的诞生我与大家爽约了，那一天我们一起见证了蝴蝶宝宝的诞生。今年，我看到了各路英豪简直就是巅峰对决、金句频闪，真的让我刮目相看。大家都是全能选手，个个都是好身手、真功夫。6天当中一个都不能少，不仅仅是一个人而战，更是要赢得自己每一次蜕变。

　　新时代健康传播应该更需要媒体情商，就是有那么一点小心机。来自哪里呢？我们曾经踩过的雷，比如信息发布不能带来启发，没有做到真情的告白……感谢各位老师跟我一同走来，如果您觉得俊苏姐姐还可以，就给一点掌声，在这里我要跟大家说，是不是倍儿棒？感谢大家，谢谢您嘞！

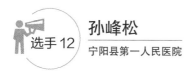

选手 12 　**孙峰松**
　　　　　宁阳县第一人民医院

　　我能说会道，能把一台血淋淋的手术改编为广为流传的评书。我还能文能武，远的不说，就说今天的情景剧就有我的一份功劳，希望各位老师多多批评。至于武嘛，前天直播赛时长不够，我是硬生生临时救场秀了一小把，惊艳众人一片啊。我是一名来自基层的小编，曾经做出过点击量上千万的MV，也曾在没有任何经费的情况下自导、自编、自演、自拍、自己剪辑、自己后期做出了微电影。我们闯入了全国10强，第二年拿到了金丹奖，我们的团队先后获得过几十项国家级奖项。基层医院资源有限，我们医院领导对我说"给你假、给你时间，你必须要把东西都带回来"。真心感谢各位老师让我这几天中学到了这么多！

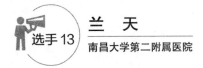

选手13　兰　天
南昌大学第二附属医院

这几年我常常做一个梦，梦里我的微信钱包陆续收到5万元、10万元，我又哭又笑。我看到很多人笑了，这么拜金，这个梦背后有一个真实的故事。故事主人公是我们医院急诊科的刘医生。2017年10月刚刚45岁的他被确诊为急性白血病，面临无法承受的医疗费。看到一名优秀的救人者却不能自救，内心悲凉大于无助，作为一名医宣人，自己应该挺身而出，利用自己的平台去凝聚爱、弘扬爱。我们敏锐地抓住了一个冲突的故事，紧扣救人者不能自救的主题，以《曾经救人无数，如今身患白血病，救救这名急诊科医生》为标题引发情感共鸣。策划中我们设计了一个金句，"昨天他是您的救命恩人，今天请您救他一次"，叩开了无数人的心扉。在传播技巧上，我们利用百万粉丝的医院微信号加上省内主流新媒体的组合，扩大传播效益，三天36万元，一周60万元，微信后台的留言让我们泪目，这个策划不仅仅达到了传播的效果，树立了医患之间的良好形象，更汇聚了医患之间爱的暖流。最重要的是还把这个爱的暖流传递了下去，后期还组织了多场募捐，累计金额达到200万元。我想说爱是有奇迹的，健康传播就是一项挽救生命、传递大爱、创造奇迹的事业！

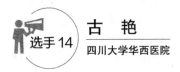

选手14　古　艳
四川大学华西医院

破茧成蝶的振翅终将幻化成有力的飓风。我常常跟人调侃，我的工作核心内容就是帮人增肌减脂，所以要先从自己开始，就这样我爱上了运动。我是一名专职的糖尿病健康教育护师，每天做科普宣传，希望患者不仅能够活着，更应该像一个人一样活着。当双足坏疽的大叔拉着我的手问谁是糖尿病患者的救世主，当双目失明的小妹妹告诉我她想看看迎春花的样子，每每这个时候我都感受到自己的渺小。好在有强大的后援团，医院宣传部老师们带我们接触新媒体、积累经验，在微信公众平台上进行直播。我一直是非常幸运的人，有幸遇见了蝴蝶学院，遇见了队友的爱、对手的爱、老师们的爱，还有老师们对人民的爱。这也是我最大的收获。

相信破茧成蝶的我们每一次振翅都可以引起一阵飓风，因为我们的心中始终有一个信念，有爱有家有力量！

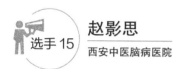

赵影思
西安中医脑病医院

我曾经比较烦、比较烦，我烦烦烦，我都快烦死了，你们可能要问我发生什么事了，你为什么烦啊？因为我当妈妈了。我的女儿已经1岁半了，我的内心异常烦躁。为什么呢？因为家里有个被伪科普绑架了的婆婆。女儿6个月时，婆婆常会拿起手机对我说，紫薯都是转基因，宝宝不吃盐身上没有劲，等等。每次听到这些我就是头大，我该怎么办？

那个时候我开始思考一个问题，就是如何在健康传播的道路上去伪存真，如何在纷杂的谣言中让真相被更多人知道。作为一个健康传播者，我觉得是时候该向伪科普发起反击了。于是我就扛起摄像机，拍摄了一个又一个科普视频，把科学实用的科普知识拍得通俗易懂、老少皆宜，再通过短视频平台迅速传播出去。有一天我突然看到婆婆刷到了我拍的视频，那一刻我非常有成就感，更加坚定了做健康传播的心。

没错，我要做的健康科普就是去伪存真，在5G时代传播健康"真能量"！

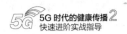

戴恒玮
选手 16
上海市健康促进中心

　　我是一个专职的健康教育工作者，十年以来我塑造了很多形象，拥有过很多张脸，科普歌手、健康达人、营养大厨、控烟牛仔，甚至还有一些不那么要"脸"的角色——科普小青蛙，小朋友们都很喜欢。到了蝴蝶学院，自己可以更要脸，比如成为记者、新闻发言人、武术大师，甚至于辩论专家。这次荣幸地加入了9女1男的大家庭，所有男性都在羡慕我，最最幸福没有之一。拥抱5G时代，健康教育走向了健康传播，我不仅需要掌握更多技能，同时还要承担更多责任，不管过去我拥有多少张脸庞，从今天开始只有一个崭新的面容，此刻我的背后已经插上了蝴蝶梦想的翅膀。

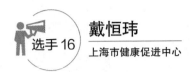

李东宇
选手 17
四川省人民医院

　　蝴蝶学院培训真可谓如沐春风，让人醍醐灌顶。今天想用我的一个设计作品汇报我的学习心得。大家知道，全世界的烟民有11亿，而我们国家就有3亿，占比超过了30%。我国每年因为吸烟死亡的人口达到了100万。为了落实健康中国行动，如何让15岁以上的人群吸烟率低于20%的目标，我设计了这个最新作品——"香烟的千层套路"。为了最大限度地教育和引导人们完成最终目标，我们采用二次元的设计让大家感到亲切感，在亲切感中讲明知识，让大家了解香烟里有哪些有害物质，对人体造成什么样的损害，会导致哪些重大疾病。在画面设计上强调视觉刺激，要让吸烟的人看了之后感到不适，甚至害怕，想要戒烟。大家听，我们采用了压迫感很强的电音，在这种紧张的节奏下让想戒烟的人会有紧迫感。戒烟是痛苦的，也需要煎熬，这个时候需要给他主观力量。每个人最珍惜自己的健康和家人的幸福，在作品最后我们加入了亲情桥段推进整个感情的升华，加强戒烟的信念。健康传播是情与理的融合，动之以情，晓之以理，就能落实于心！

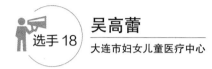

吴高蕾

选手18　大连市妇女儿童医疗中心

　　最好的药是什么？大家能想象出一顿吃下22种吗？每种少的2粒、多的5粒，这是一位65岁阿姨一次的用药量。阿姨说她因为吃药每天吃不下饭、觉也睡不好。医院的临床药师帮她找到了我。了解情况之后才知道，这位阿姨有高血压、心脏病、糖尿病，她去了不同的医院不同的科室，由于资源不能共享，每位医生开了不同的药，她不知道该怎么吃了。作为临床药师我把疾病一一列出来，对应指标帮她精简处方，把每天用药量从22种减到了12种。告诉她先吃哪个、后吃哪个、间隔多长时间、每周饮食需要注意什么。阿姨喜极而泣，高兴得像个孩子。两周之后来复查，她满面春风，状态特别好，还带来了一群伙伴们，一群老爷爷、老奶奶。吃药多、吃药难是老年人共同的困惑。最好的药是什么？我想是感同身受，是将心比心，是我知道你不爱吃药、为什么不爱吃，你苦、你疼、你哪儿苦、哪儿疼。

　　施老师讲课中有句话，你离人民有多近，人民就离你有多近，你爱人民有多深，人民就爱你有多深。我最后想说的是，爱是人间最好的药！

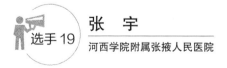

张　宇

选手19　河西学院附属张掖人民医院

　　相信各位都认识陶勇先生，也看过他的著作《目光》，倪萍在序中写道，"谢谢你让我在书中看到光"。今天我的故事主角是一位新闻媒体朋友，他长期使用电脑，熬夜加班，眼干眼涩，眼睛里有黑影，像蝴蝶一样飞来飞去，他非常害怕地找到了我。我给他进行了一系列专科检查，明确是玻璃体混浊，他似乎听不太明白。我说眼睛就好比是一个房间，玻璃体就是房间的

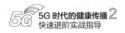
空气，空气污浊了遮挡了阳光，蝴蝶迷路了飞不出来，怎么改善呢？注意休息，打开窗，透透气。他顿时就明白了，回应了我一个感激的目光。这让我也明白了，人们对于健康科普知识的需求就是那么的简单。每个人眼里都有一只蝴蝶，有一束光指引着他前行，指引我的这束光就是蝴蝶学院，我相信每一双眼睛的背后都是光明，让我们向光而行！

第一组　安静VS吴高蕾

题目：有时治愈，常常帮助，总是安慰——爱德华·特鲁多

　　这是美国医生特鲁多的墓志铭，既道出了医学科学不完美的现实，又揭示了医疗服务的真谛和医生应尽的人文关怀。简短三句话，看似满含无奈，却格外温情与柔软，从另一个角度对医学进行了诠释，展示了医学的真实面貌，表达了医学对生命的敬畏和对人性的尊重。

　　要求：双方围绕这段话进行现场表达，每人陈述时长不超过90秒。

　　鹏战队　安静　陕西中医药大学第二附属医院

　　我们医者的工作对象是等待被治疗的各种疾病，更重要的是每位生病的患者。当药物、手术等各种治疗方法无法帮助患者恢复健康时，我们该怎么办呢？

　　"你别再哭了，你再哭我就不干了。"凌晨2点钟，急诊医生老董坐在两张病床的中间，一边左、一边右安慰两位患者，这是我们医院发生的一个真实事件。两位患者一位是精神分裂症，另一位是产后抑郁割腕的妈妈。显然，医生的话疗方式并不能治愈他们的疾病，但是他为什么要这么做呢？老董说，我只是想让他们睡一会，哪怕睡10分钟也行。当我们对疾病的治愈没有任何办法的时候，至少还能关照他的感情、他的情绪、他的状态，至少能让他活的有质量，至少可以让现代医学人文关怀回归本位。

峰战队　吴高蕾　大连市妇女儿童医疗中心

我记得白岩松老师讲过华大夫的故事。在每次查体时华大夫永远是兰花指，很多人都不知道，甚至议论纷纷。后来华大夫就跟身边的年轻人说，人的五根手指头尖是神经末梢，它最凉。每次用听诊器时，华大夫都把听诊器捂热再去触碰患者。

我想说，捂热听诊器应该是每名医学生爱商观念的第一课，临床实习的第一个动作。我的一位老师每次接待新患者时，总是拉把椅子坐在患者身边聊聊天，这一个动作就拉近了跟患者的距离。医学确实有局限性，我们用毕生的精力去学习，也只能做到有时是治愈，更多的是安慰和帮助患者，我想这就是医者仁心的意义吧。

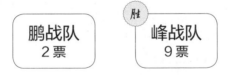

鹏战队
2票

胜
峰战队
9票

第二组　贺秋实VS邓淞泽

题目：哪有什么白衣天使，不过是一群孩子换了一身衣服——唐莎

新冠肺炎疫情防控期间，武汉市中心医院的护士长唐莎在朋友圈发了一段话："哪有什么白衣天使，不过是一群孩子换了一身衣服，学着前辈的样子，治病救人、和死神抢人罢了……"在抗击疫情的战斗中，有许多年轻人，用实际行动证明了他们的勇气、责任、担当。

要求：双方围绕这段话进行现场表达，每人陈述时长不超过90秒。

鹏战队　贺秋实　潍坊医学院生殖医院

如果我问大家青春是什么，你们会怎么说？"为共产主义事业奋斗终身，永不叛党"，这是一百多年前在嘉兴南湖的一艘红船上，一群平均年龄只有28岁的青年人发出的召唤，他们用红色信仰改变了中国命运。"我当时正憋着一肚子气呢，我在想中国人搞导弹怎么就不行了，外国人能搞的中国人就不能搞？"这是刚刚回国的钱学森先生发出的质问，他们用青春的志气挺起中国的脊梁。"作为医护人员这是我的责任，作为国家的孩子这是我的担当"，这是新冠肺炎疫情发生以后那些逆行而上的白衣天使们留下的心声。在抗疫人员中近一半都是90后、00后，他们用青春的臂膀扛起了如山的责任。一个人的理想只有同国家和民族的命运相结合的时候才会更有价值，一个人的追求只有同社会和人民的利益相一致的时候才会更有价值。而今天站在这里的我们，每一个人都是肩负着使命而来的，我们只有坚守初心、脚踏实地，才能在仰望星空的时候问心无愧地说一声，先辈们，孩子们没有让你们失望。

峰战队　邓淞泽　广东医科大学附属医院

大家请看，看到这个你会想到什么？红十字！

为什么大家会想到医务工作者呢？这是深入人心的符号。在网上曾经流传一张很火的照片，有人坠楼了，底下的群众都在四散逃跑，只有两个身影特别突兀，他们伸出手冲上去想接住那个坠落的人，这一刻被记录了下来，后面我们再重新审视这张照片的时候发现，这两个逆行者都是身着白衣的医务工作者。

为什么大家都在逃跑，而医务工作者冲了上去呢？因为我们习惯了，我们习惯了与时间赛跑、与死神抢夺生命，而义无反顾治病救人的信念是根植于我们内心的、源自我们的本能。都是凡体肉胎，怎么穿上一身衣服就变成了白衣天使呢？其实只不过是传承了我们医学前辈们的本能而已。疫情当前所有人都在想着逃出去，但是医务工作者只想着冲上前去救人，这是深深根植于我们灵魂深处的信念，这是信念的力量！

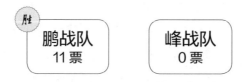

第三组　王俊苏VS张曦

题目　酒后吐真言

我们可能都听说过"酒后吐真言"。这种说法是否有科学依据呢？有人认为是"酒壮怂人胆"，平时不敢说的也敢说了。但实际上，酒精不是兴奋剂，酒精是神经抑制剂。有人喝完酒以后表现得很兴奋，是因为酒精抑制了控制"理性"的神经中枢，使人失去"理性"。

要求：双方围绕这段话进行现场辟谣，每人陈述时长不超过90秒。

鹏战队　王俊苏　天津医科大学总医院

今天我想问一下在场的女生，当你的爱人喝醉酒之后对你说"我爱你"，你信吗？

没有举手的，男人的话骗人的鬼，男人都喝醉过吧，说过这句话吗？

这个问题我认为酒后吐真言不一定，为什么呢？无论是真心话还是怂人胆，都是脑神经在传播着中枢系统的信号，适当饮酒让我们的神经元活动变得增强，也就是我们常说的借酒撒风、借酒浇愁、借酒壮胆。如果我们长期酗酒或者过量饮酒可能会抑制神经中枢系统，就是说再表达出来的言行就不是经过我们高级神经活动表现出来的，可以说是没有逻辑思维来分配出来的，长期酗酒就导致我们脑神经受到损伤。有一位演员长期酗酒，现在台词都记不住了，以至于拍戏的时候都要面对题词器。所以这里想跟大家说，酒后吐真言不一定，酒后伤身一定会。

峰战队　张　曦　昆山市中医医院

酒后吐真言到底对不对？在回答这个问题之前，我先跟大家讲一讲酒精进入体内会导致什么变化。酒精就是乙醇，它进入你的体内会有一种超能力。什么超能力呢？与你的神经受体相结合，这可不是那种卿卿我我的结合，会控制你，刚开始进入量少的时候会找那种敏感的受体，比如小脑。小脑是干吗的？负责身体平衡的，它一旦被麻醉，你会走路晃晃悠悠。如果这个时候气氛来了，你大口大口饮酒，大量的乙醇进入体内就会与多巴胺受体结合了。传说中的酒后吐真言就是在这个阶段，到了这个阶段，大脑皮层被麻醉了，就像一辆失控的汽车，谁也管不了你，谁也约束不了你。这个时候酒后吐的可能不是真言，是胡言。所以说如果你想听一个人的肺腑之言，喝酒可能不是一个好主意。

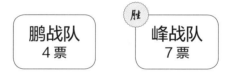

鹏战队
4票

胜
峰战队
7票

第四组　黄珊珊VS张宇

题目：人真的会被气死吗

我们经常会听到一句话："你要把我气死了！"真有人是被气死的吗？研究显示，在人愤怒的两个小时里，心脏病发作的概率是一般情况的5倍。原因是，愤怒的情绪会激发身体产生大量肾上腺素和去甲肾上腺素，导致心跳速度加快，血压上升，心肌收缩，血液变黏稠，造成心动过速、心房颤动、心律失常，甚至猝死。

要求：双方围绕这段话进行现场辟谣，每人陈述时长不超过90秒。

鹏战队　黄珊珊　南昌大学附属眼科医院

人真的会被气死吗？大家可能会首先想到"既生瑜，何生亮"。我告诉

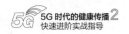
大家还有两句话，是"瑜不归，孤难安"，其实周瑜和诸葛亮是一对好朋友。
"气死"这个话题最有发言权的可能是谁？可能是陪孩子做作业的家长，所
以大家不要觉得"气死"是一个形容词。头条上我们经常会看到，好朋友
之间的义气之争，两个姐妹之间的不欢而散，气大的那个回家2小时内猝死
了，留下的那个往往要承担法律责任。

夺命2小时之内我们身体到底经历了什么？好比一个暖男在渣男面前总
有点黯然失色，每当愤怒的渣男上头时，身体就会分泌大量的肾上腺素和去
甲肾上腺素，导致心跳加快、血液黏稠、血压升高。据我所知，此时发生心
脏病、脑卒中的风险往往是正常人的3～5倍。这一场爱情买卖真是亏大了。

谁最该注意这种高风险呢？前有不听话的孩子、后有不争气的老公，有
些中年妇女如果带有一些心血管疾病的话，最要谨防这种情绪渣男的骚扰。
我觉得除了离婚冷静期，是不是应该设立一个吵架冷静期，吵架之前互相交
流一下心血管病史，一冷静下来这场健康保卫战我们就打赢了。

峰战队　张　宇　河西学院附属张掖人民医院

看到这个题目我首先想到一个词"气压大，容易炸"，为什么这么说呢？
诸葛亮三气周瑜的事是历史上最著名的气死人事件之一。气压大，怎么大
呢？这个问题就比较深奥了，什么叫气压？首先我们来看，当生气的时候体
内会产生两种激素，肾上腺素和去甲肾上腺素。这两种激素就像是给你的心
脏踩了油门，心跳会加快，心率也会失常，这样你就会有心肌梗死的概率，
而且这个概率会很大。还有，这种愤怒的情绪会导致我们的血压升高，血管
爆裂，所以说气压大容易炸。

生气是容易导致我们身体致病的危害性，在这里要温馨提示大家的是，
如果想不生病我们就不要生气，大事化小，小事化了，心胸开阔，天天开
心，这样这个气就不会再炸了。

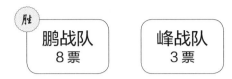

鹏战队
8票

峰战队
3票

第五组 戴恒玮VS袁光达

题目：现有的新冠疫苗已经对印度变异病毒无效

近日，印度新冠肺炎疫情迅速恶化，接种过两剂辉瑞疫苗的美国传染病专家贾德拉·卡皮拉在印度感染新冠病毒去世。有传言，印度毒株发生了变异，现有的新冠疫苗已经对变异病毒无效，这引发了很多网友的恐慌。专家称，现有疫苗对印度变异体仍有效。印度流行病毒株确实出现了双突变，但不是此次印度疫情失控的原因，印度应当进一步加快疫苗接种速度。

要求：双方围绕这段话进行科普阐述，每人陈述时长不超过90秒。

鹏战队 戴恒玮 上海市健康促进中心

目前新冠病毒在肆虐印度，已经产生了所谓的双突变病毒了，网友们非常焦虑，甚至对疫苗产生了质疑，疫苗真的不起作用了吗？

答案显然是否定的。首先我从疫苗的运作机制跟大家解释。当我们的身体免疫系统遭受病毒侵袭以后，就会产生一些抗体，下次再遇到这种病毒的时候就会主动去识别它，降低或减少对身体的伤害。疫苗就是先用一些无毒或者弱毒的病毒主动去刺激我们的免疫系统先产生抗体，有点像我们单位组织的反恐演练，先搞一个仿真的恐怖分子，让我们的保安大叔认一下，他们进攻的时候我们怎么防守，当他们真的来袭的时候咱们的安保系统就可以从容应对了。这次的双突变病毒其实就是恐怖分子的大表哥，脸长得确实有点不一样了，识别起来稍微有点难度，但好歹咱应对过它家弟弟，它们家族的套路保安大叔都已了解了，能够及时地应对，组织有效的措施进行反抗。虽然双突变病毒会让现在的疫苗应对起来稍微降低一点点效果，但还是可以起到很好的保护作用，跟没有接种的人相比完全是两回事。所以没有接种过新冠疫苗的朋友们，赶紧把疫苗打起来，咱们一起喵喵喵。

峰战队 袁光达 苏州市立医院

我觉得新冠疫苗应对变异毒株没有效果是比较片面的。三个理由：

首先，印度籍专家的死因是否跟疫苗相关，其实没有证据，是不是跟他的心脏病、高龄因素有关？没有确认之前，不能够被舆论所裹胁。

第二，疫苗能够起作用关键是能够识别这个病毒主要的位点，如果说是一些非重要的位点发生了变异，就相当于我认识一个人，我会记住他是丹凤眼、高鼻梁，但是如果他戴上墨镜或者口罩还是可以识别他的，也就是说疫苗还是可以起作用。

第三，疫情能够得到控制最关键的是获得群体广泛免疫，怎么获得群体广泛免疫呢？最简单、最有效的方法，那就是注射疫苗。我们知道人类第一个控制或者征服的烈性传染病天花就是通过注射牛痘疫苗所达成的。

基于此我觉得这个观点是荒谬的，也是片面的。

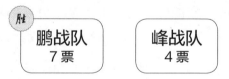

鹏战队
7票

峰战队
4票

第六组　莫舒敏VS李东宇

题目：生姜可以生发

生姜一直被认为是有效的生发偏方之一，生姜洗发水的广告也打得很响亮。但专家称，生姜不会生发，反会加剧脱发。生姜中姜辣素的活性成分是6-姜酚，它不仅不利于生发，还会抑制毛发生长，可作为脱毛药物。《本草纲目》有毛姜可以治疗斑秃的记载，但毛姜和生姜是截然不同的两种植物。

要求：双方围绕这段话进行现场表达，每人陈述时长不超过90秒。

鹏战队　莫舒敏　广西壮族自治区皮肤病医院

说到脱发是我的强项，我是皮肤病医院的。生姜洗发水可以生发，是不是伪科普、是不是智商税？必须是智商税。为什么会有生姜可以生发的伪科普呢？《本草纲目》当中有一种植物毛姜对治愈斑秃有一定的作用，但它与生姜并不同。生姜里面有种成分叫6-姜酚，6-姜酚不但不会帮助你长头发，还会抑制毛发生长。当大家真的为脱发烦恼时，千万不能听信一些民间偏方，要科学诊疗，理性对待，培养自身良好的生活习惯，预防日常的脱发，千万不要再相信生姜洗发水可以生发的伪科普啦。

峰战队　李东宇　四川省人民医院

首先大家要知道什么是脱发，正常人大概有10万根头发，每天掉50～100根是正常的新陈代谢，当数量超过100根才会考虑属于病理性脱发。病理性脱发最常见的是雄激素性脱发，又叫男性型脱发或者职业性脱发。雄性脱发的原理很简单，就是毛囊里面有种"二型5α还原酶"，对男性雄激素特别敏感，人一激动就开始破坏毛囊，头发自然就掉了，这个酶在人头顶部的区域特别集中，所以说掉发都会从头顶开始掉，就是大家现在看到的"光明顶"。

知道原因后做治疗就简单了，拮抗雄激素就可以改善雄激素性脱发。现代医学研究表明，生姜、毛姜不具有拮抗雄激素的成分。我奉劝广大有脱发困扰的朋友们，一定要记住去正规医院做检查，明确病因，对症治疗，千万不要偏信谣言。

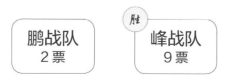

鹏战队 2票　　胜 峰战队 9票

第七组　兰天VS古艳

题目：飞机返回紧急救援，男孩断臂成功接上

中国南方航空和田飞往乌鲁木齐的最后一个航班正要起飞，一名中年男人突然抱着一个断臂男孩跑进了和田机场航站楼，哭着对工作人员说："我们要坐飞机！我们要去乌鲁木齐救命！"自此，一场跨越1400公里、历时7个小时、打破民航管理常规的紧急救援开始了。航班抵达后，120急救车已经准备就绪，第一时间将受伤男孩送往医院，主治医生和同事们经过3个半小时的奋战，终于将男孩断开的神经、肌肉、血管有序缝合，男孩断臂成功接上。有网友感叹："真是伟大的医生，完成了生死时速的最后一棒。"

要求：以此故事为原型，通过融媒体方式进行宣传，陈述相关策划方案，每人陈述时长不超过90秒。

鹏战队　兰　天　南昌大学第二附属医院

我们可以看到，这个案例具有人文关怀和冲突性，有极强的新闻性和传播效果。做好这个案例的报道，最关键点就是和航空公司抢占报道的主动权。就新闻事件而言，飞机打破常规接力是本新闻最大的亮点。医院要抢夺新闻中心就要依靠对手术专业的预判，如果预判手术情况很好，主动应对航空公司可以采取三步式的报道方案。

第一步，我们以"和田断臂男孩正经历生死时速，医院严阵以待"为题，以医院的新媒体官微透露准备情况，设置悬疑式议题，吸引本地媒体的围观。

第二步，我们以"7个半小时空陆接棒，和田断臂男孩已成功进入手术室"为主题，形成第二波热点，进行融媒体投放，产生破圈效应，引起央媒进入。

第三步，手术成功以后我们将以"3个半小时的连续奋战，和田断臂男孩成功接臂"为题，我们进行全景式报道，央媒成为全国热点。

情况相反，如果我们预判短时间内手术不能成功，空中报道将不具有传播性，所以我们医院占主动权，以"空陆接棒，生死接力，和田断臂男孩绝处逢生"为主题，弘扬人文关怀，传递社会正能量，把医院和航空公司的努力同时进行宣传。而这个新闻的第一波热点就在医院，我们进行融媒体投放，让整个人文关怀的事件在全国形成传播效应。

峰战队　古　艳　四川大学华西医院

我对该事件的策划方案进行回应。

第一个，我们需要做到抢占时机，优先报道。纸媒的方式可以用新闻的形式进行回应，这类人群主要集中在老年人，新闻描述要以情感线条为主，详细描述父亲崩溃的情绪、机长纠结的感情。利用抖音、快手平台增加事件的影响力。同时在微信公众平台设立评论区，增加受众的参与感。

第二个，深挖事件的相关因素，树立典型，用采访类的节目去深挖这个事件的相关因素，例如医院无缝衔接抢占黄金救治时间。

第三个，跟进报道事件，升华主题。用融媒体各种形式进一步跟进报道事件的发生、发展，医院为了这个小孩成立了爱心基金会，筹建了各种资金支援小孩。最后上升到大爱的精神，上升到健康至上，人民至上。

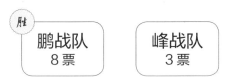

胜
鹏战队
8票

峰战队
3票

第八组　姚帅VS赵影思

题目：河南医生景区救人，景区奖励"终身免门票"

近日，河南医生在游览洛阳一个景区时，遇到一位突发疾病晕倒的老太太，迅速进行抢救，直到老人逐渐恢复意识、面色红润之后才默默离开。事后回忆救人过程，医生表示，正常情况下，任何一个有良知的人都会伸出援助之手。事后，景区送出感谢信，并奖励他"终身免门票"。很多网友表示："医者仁心，他值得！"

要求：以故事为原型，制作一段30秒的纪实短视频，陈述相关策划方案，每人陈述时长不超过90秒。

鹏战队　姚　帅　南通市通州区中医院

一个30秒视频要呈现出节奏感及紧迫感，我把30秒分为7个镜头。

第一个镜头，远景呈现出景区的概貌，告诉观众这个事情在哪里发生。

第二个镜头，近景还原老人倒地的过程，高度关注老人倒地过程。第一和第二个镜头之间用一个推镜头，让观众有一种带入感和现场感。

第三个镜头，捕捉医生动态飞奔过来的动作，让画面更有节奏感。

第四个镜头，特写镜头呈现医生心肺复苏抢救过程。

第五个镜头，老人复苏过程中的特写，眼睛睁开过程的特写，可以用拉镜头和前期的推镜头相互呼应。

第六个镜头，客观还原医生被表彰的过程。

第七个镜头，设置一个空镜头，把网友对医生行为的暖心留言、态度呈现出来，用比较暖心的音乐呈现。总的来说，这个视频最主要是体现社会对医生的认可。

峰战队　赵影思　西安中医脑病医院

第一部分，标题为《了不起的医生——河南景区医生救人获终身免门票待遇》。第二个，用两句话来概括视频的中心思想，那就是"医生有爱心、有技能，必须点赞；景区有气度、有格局，值得赞扬"。第三个，做成30秒纪实视频，前面不需要做太多铺垫，调取监控录像直接把第一现场还原给观众，让大家能够清楚知道当时发生了什么。

第二部分，景区给他送来感谢信，表示可以给他终身免门票。

第三部分，把网友的一些留言放在结尾。把医生采访的同期声铺在整个画面的背景上。

第四部分，将短视频精准投放到短视频平台发布，进行融媒体的发布，形成全媒体覆盖，以达到最佳的传播效果。

为什么会这么策划？生活远比戏剧精彩，纪实的东西不需要铺垫、只需要修饰，把这个事件真相原原本本地呈现给受众，这就是最吸引大家的地方，也是最能博人眼球的地方，从而也能获取更多的流量。

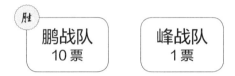

鹏战队
10 票

峰战队
1 票

第九组 孙峰松VS程晓亮

题目：医师节专题直播

每年的8月19日为"中国医师节"，这里体现了党和国家对1100多万卫生与健康工作者的关怀和肯定。围绕庆祝"中国医师节"，策划一场活动直播。

要求：双方陈述相关策划方案，每人陈述时长不超过90秒。

鹏战队 孙峰松 宁阳县第一人民医院

时间选择在8月19日的下午3点钟，分为庆典和工作两个直播现场，选择6~7名主持人进行现场的主持以及连线的互动。庆典现场分为：大爱无疆、星火相承、星星之火三部分。

大爱无疆部分，选择抗疫一线以及对外援助的故事为背景进行再创作。星火相承部分，选择老、中、青三代医护人员为背景。星星之火部分，着重体现年轻医生的青春与活力。期间对医院的杰出人才和优秀人才进行表彰，同时连线第二现场主持人，对仍在一线工作的医务工作者进行慰问、采访和现场互动。直播时间控制在2个半小时左右，多平台的直播充分体现医护人员的崇高精神和职业风采。直播前三天在微信公众平台、电视媒体以及纸媒进行预热。

峰战队　程晓亮　江西省赣州市赣县区南塘镇中心卫生院

2021年建党百年，党始终坚持走人民群众路线，作为乡镇基层医生就是最贴近亿万农村群众的健康守护者。我们医师节直播活动的主题是"扎根基层甘奉献，一心向党永相随"。

活动时间定在8月19日上午9点，地点在医院多媒体会议室。参加人员有领导、部分医生、党员、一些村民。三个环节：一是请受到健康扶贫帮助而成功脱离贫困的村民，讲讲他们眼中的家庭医生。二是邀请最美乡村医生做先进事迹分享，激励基层医务工作者，守住初心，勇担使命。三是表彰优秀基层医生，重温医生誓词。直播时间大概在一个小时，全程跟观众互动。活动前两周在"两微一端"宣传预热，确保此次直播的成功。

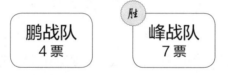

鹏战队
4 票

峰战队
7 票

第十组　贺秋实VS秦嘉若

题目：世界睡眠日超话讨论

睡眠问题已经成为困扰广大年轻人的头号健康问题。为什么不早点睡？说起来简单。白天被工作挤得满满当当，只有晚上才有自己的时间，于是很多年轻人一边"报复性熬夜"，一边"持续性失眠"。而罪魁祸首就是手机。数据显示，84%的人会在睡前玩手机，追剧、聊天、看小说、听歌、打游戏等。然而，睡前玩手机不仅影响入睡，还会减少眨眼次数，影响泪液分泌和泪膜稳定性，出现干眼症。在今年的"世界睡眠日"，你想在微博策划一场话题讨论。

要求：双方陈述相关策划方案，每人陈述时长不超过90秒。

鹏战队 贺秋实 潍坊医学院生殖医院

微博超话讨论更多是线上进行的话题，所以要具有长效性，并且要长期地注意粉丝的黏合度，我通过三个模式去进行话题讨论。

1. 一颗初心。做这个主题的超话讨论并不是为了增加流量、吸引热度，而是为了引导公众养成健康的生活方式，增强国民的健康体质。在保持这颗初心的情况下来进行讨论。

2. 两个基本点。超话有两个基本属性：一是话题属性。话题就要注意有吸引力，同时还要有科学性，这是医务工作者的特长。要设计全年具有一系列品牌活动的长期的话题，包括视频、音频、科普话题以及节庆活动，同时还要不断通过大V、粉丝引流来增加话题的热度。二是社区属性。超话一旦形成就像一个大社区要形成体制化管理，并不是头脑一热搞什么活动。保持社区管理的时候一定要形成体制，要形成长期闭环式管理。

3. 三个结合。一是垂直和横向的结合，垂直结合是本身对这个话题就感兴趣，有主动的动力，想要养成健康的生活方式，这部分粉丝非常稳定，我们保持其黏合度的同时还要有一个横向的引流，通过一些热度活动、多元化方式，以及@其他大V、粉丝，通过话题群的讨论不断引流，吸引更多人朝向中心聚集。二是品牌的结合。逐渐要把睡眠的话题形成良好的科普品牌，话题和品牌结合之后我们才有自己的话语权。三是时刻注意粉丝管理、监督和粉丝热度的结合。要时刻保持清醒，时刻把垃圾信息、广告屏蔽，保持话题的科学性和纯粹性。通过科学性和长期体制性的管理一直保持热度，形成良好的长效机制。

在形成了以上模式之后还要再回归，不管做得多热、不管做得多好，始终要回归初心，我们的目的是提升国民的健康体质、引导健康的生活方式，走得再远都不要忘记为何要出发。

峰战队 秦嘉若 上海第十人民医院

这个世界睡眠日我们定向的主题是"放下手机，放过双眼，放松睡眠"，活动时间将在2月14日到3月21日。活动前期院办领导下达通知，专业宣传人士搞宣发，引入医学类的大V，IP+微博大V、IP+明星大V、IP+综艺大V、IP+话题大V，炒出话题热度。在实现跨界联动方案上，第一，投放有意思的视频，比如将失恋战线联盟做成失眠战线联盟，医学大V IP和媒体大V IP联动炒热话题，形成互相引流。第二，在超话讨论里面放出一个讨论题目，让网友投票，比如在2月14日可以讨论"宝贝晚安""宝贝睡了没"，调查网友的睡眠习惯。第三，利用明星IP引来大波粉丝，炒热话题。第四，利用医学特长搞一个线上粉丝问题解答，转化明星的粉丝成为医者粉丝。第五，宣传部门干好就会有奖励。

鹏战队
4 票

胜
峰战队
7 票

- 围绕破茧成蝶的主题，以情景剧的方式进行表达，本环节的得分是同一个战队共同的得分，考验团队的策划能力、表现力、凝聚力。
- 比赛要求：以团队的方式集体出战，出战的人数不少于6人，时间5分钟。

鹏战队

王俊苏：健康传播是什么？如何进行有效的健康传播，一代又一代的医宣人不断地追寻探索着。新中国成立伊始，传染病、寄生虫病、地方病广泛流行，针对这些问题我国开展了轰轰烈烈的爱国卫生运动，当时条件有限，健康传播该破解这个难题，如何破解？

安静：村民同志们，村民同志们，现在开始广播，现在开始广播，明天早上把老鼠尾巴都交到队部，听见了没有，听见了没有。李二狗，说你呢，你明天赶紧给我交来，小心我收拾你。

戴恒玮：交老鼠尾巴啊，是不是老鼠尾巴炒菜特别好吃啊？

安静：你光知道吃。

戴恒玮：不是啊？

安静：老鼠能传播细菌，特别不卫生。

戴恒玮：行，那我这就去逮耗子去。

王俊苏：通过报纸、广播等有效的宣传教育活动，传播者突破困境，第一次破茧成蝶，极大地提高了全民健康水平，被世界卫生组织评价为用最低廉的成本保护了世界上最多人口的健康。让我们把时间再次拨到改革开放以后，人民的生活日益提高，肥胖等各种慢性病问题日益凸显，平面的教学宣教材料已经满足不了百姓的需求，这个困境健康传播该如何突破。

兰天：大家好！欢迎大家来到金牌卫视金牌养生栏目，我是记者兰天，很高兴又和大家见面。在这里特别鸣谢赞助方蝴蝶学院对我们的技术支持。我们今天要跟大家聊什么健康话题呢？就是体重。大家有没有发现兰天最近瘦了一点，体重如果超过标准的20%那就是严重超标，所以电视机前的观众朋友们我们一定要管住嘴、迈开腿，和我一起跳健身操。

王俊苏：健康传播完成了由静到动、由平面到屏幕的转变，又一次华丽地破茧成蝶，卫生知识的宣传也转变为健康生活的倡导理念，逐渐深入人心。进入5G网络时代传播媒介不断更新迭代，传播效率大大提高，但健康传播却受到了更严峻的考验。尤其是铺天盖地的健康谣言，特别是疫情来袭，大量的健康谣言更引起了极大的恐慌。中国医师协会健康传播工作委员会第一时间组建健康传播抗疫紧急战队，他们面临的困境是……

A：真是太难了，小伙伴们，赶紧进会议室，今天我们这条辟谣一定要发出去。

B：是啊，是啊，好多节目都停了，赶紧的。

戴恒玮：尤其是3·15晚会怎么能停呢，该怎么办？

A：他们不办3·15我们来办云打假吧。

戴恒玮：好啊，云打假，在网上宣传健康知识，既方便，又高效，我赞同。

B：我赞同。

王俊苏：10个小组云模式协同作战，推出专家共识，开设专题专栏，抗疫紧急战队在第一时间把健康科普有效地传递给大众。

B：终于完事了。

戴恒玮：真是太累了，这个云打假办的比咱们在蝴蝶学院还累。

B：我们迫切地需要新鲜的血液啊，同志们。

王俊苏：克服艰苦的条件，打破传统束缚，拥抱自媒体思维，健康传播者们一次又一次突破困境，迎来破茧成蝶的新生。

A：我们在网上发一个英雄帖怎么样？

戴恒玮：好消息啊，英雄帖我们赶紧招募。

孙峰松：老师，您好！我是搞医宣的，可以加入你们吗？

戴恒玮：可以，欢迎。

贺秋实：我也想加入。

戴恒玮：可以。

合：我们一起加油。

峰战队

李东宇：这里是有医说医，我是大家的老朋友东宇。现在微博上最热门的一个话题就是蝴蝶学院的健康传播金牌讲师大赛了，话题阅读量20个亿。朋友们，今天有医说医非常有幸请到了进入决赛的几位选手。蝴蝶学院号称魔鬼训练营，我非常想问一下大家现在什么感觉？

邓淞泽：太难过了，想睡的时候不能睡，能睡的时候还睡不着。

古艳：你这个算什么，你看我头发本来没几根，现在都快掉光了。

李东宇：这个话题不要看着我好吧？

张宇：是啊，看我的眼袋越来越大，眼圈也越来越黑了。

程晓亮：你的眼圈有我这么黑吗，曦哥晚上每天睡觉都打呼噜，那呼噜声雷一样，凌晨3点都睡不着，我只能起来写稿子。

张曦：谁也别说谁，你的臭袜子跟生化武器一样，哎呀。不过说起来，训练营快结束了，我还真有点舍不得，尤其我还没跟施老师拥抱过。

李东宇：想不到你还对施老师有这么深的眷恋，也看得出来大家都非常辛苦。其实我一开始就想问问各位，是什么原因促使大家走上了健康传播的这条路上呢？

袁光达：我的父亲是因为肺癌过世的，作为胸外科医生有时也显得力不从心，我想过，一名外科医生穷其一生可能也就做到6000余台手术，如果从事健康传播事业，通过我们的努力，哪怕把癌症发病率降低0.00001%，也会惠及很多患者，这才是我们作为医生最高光、最值得骄傲的地方。

李东宇：我觉得光达医生说得特别好，医生如果只是停留在治病上只能叫医术，当医生开始关心社会、关怀民生，用更大的格局看待医疗的时候，可能就是医生的蜕变。我特别介绍一位参赛选手，姚帅老师。大家看过他拍的照片，他累计为2万名患者拍摄过。是什么力量促使你能够跳出医疗框架，选择用照片去讲述医学故事呢？

姚帅：这也是有一个改变的过程，刚开始的时候我只是喜欢拍照，黑白照片非常具有冲击力。

李东宇：一个单纯的爱好。

姚帅：对，后来拍摄前我很本能地跟患者沟通、交流，这个过程当中我和他们的距离不断拉近，我知道了他们真正需要的是情感共鸣，他们对死亡感到恐惧，对生命有非常强烈的渴望，对亲人有无限眷恋。我突然发现医生能做的事情其实很多，某种程度上一张照片就是一种医患之间和谐的标志。

李东宇：非常好。你的照片已经不再是照片，它是人文关怀、医学精神的象征。

姚帅：对。

李东宇：我想借这个机会，借姚帅老师的照片，预祝各位老师能够破茧成蝶振翅高飞，让我们一起喊响蝴蝶学院的口号。

合：有爱有家有力量。

【鹏说】鹏战队队长董关鹏点评

听选手们讲了这么多，我是真的话都不会说了，原因有三个。

第一，我觉得非常振奋，你们都那么优秀、那么成功，那么努力，那么黑眼圈，很心疼。祝贺大家一星期以来如此大的进步。一些刚刚安装调试的新方法、新工具、新思路，可能还没有准备到十全十美的状态，但是你们敢于使用，我完全可以预见不久的未来你们闪光的翅膀飞向最灿烂的天空。

第二，我向学员们学到了很多。每次我翻阅学员群最大的收获就像又打开了几本新书，又对某些学科的交叉产生了畅想。这次20强选手的导师第一届出现过，革命的种子很重要，我相信明年还会有更多的师徒传承。

第三，这次20强选手已经做好了极其厚重的积累，当你们再来的时候不仅是来学习，更是给我们带来新知识。蝴蝶学院是在打造一个伟大的知识宝库，每批学员都丰厚了峰战队、鹏战队的知识储备。

最后一条，比赛很重要，也没有那么重要。20人未来都会更加灿烂，第1也好、第20也好，你都是那只特别的蝴蝶，会飞出非常精美的路径，为了金色的天空飞出亮丽的轨迹，你们都是最棒的。

【峰说】峰战队队长刘哲峰点评

刘哲峰：这个环节我请上两位特殊评委，他们是中国互联网发展基金会副秘书长彭锋，以及来自国务院国有资产监督管理委员会新闻中心新媒体平台"国资小新"主编张灏然，听听他们对决赛的点评。

彭锋：全国20强能够走上这个舞台，代表经过2020年战疫、战贫之后，新的一代白衣天使的出现。今天很多选手是医生，为什么会走上本不是他们的舞台？我想他们是带着真实生活、带着真实经历来的。当一位拿手术刀的人，一个面对最脆弱生命的人，走上互联网、走向宣传舞台，用最细微、最真实的故事让大家感悟什么是生命，任何技巧已经不再重要。我们要养成一种能力，不断告诉自己要讲真话、做真事、做真实的人，真诚是任何技巧都取代不了的。庆祝医师节方案，苦心设计场面、环境，都不如把镜头放到手术室、放在医护室。纪念世界睡眠日，首先应该寻找谁在该睡觉的时候却睡不成，不用太多技巧，真实才能打动人心。

20位选手都非常优秀。你们要坚信走过的历程没人可以替代，那是你们全部的能力。

张灏然：健康传播工作委员会蝴蝶学院的成立，非常好地顺应了这个时代的变化。

第一，舆论引导主力军发生了变化。过去是媒体记者或部门领导主导内容的生产，现在随着越来越多传播专业性的加入，很多基层同志已经在舆论引导上发挥了更大作用。今天的选手们有非常好的专业素养，可以更贴近网民。高层领导、行业专家反而在为大家做推广，这是顺应了形势，呈现舆论引导主力的下沉化。

第二，分众化。决赛题目涉及很多话题，包括饮酒、生发，当下无论在医疗行业还是其他领域，大众关注的话题越来越细分，受众可以找到自己关心的领域。

第三，不断融入互联网语境。传播者要学会要以网民方式、网民视角讲好故事，那样才会得到大家的认可。

【评委点评】

余易安（北京儿童医院党办主任）：

我有5个感受和大家分享：第一，这不是魔鬼营，这是火箭班，大家提升特别大。第二，从热身赛的炫技感受到大家对健康传播有更多的思考。第三，大家准备都非常充分，热身赛时峰战队队长说到要扬长避短，这方面变化特别大。第四，大家还是有点紧张，但这个紧张是为了告诉未来的我们会更优秀。所以引出最后一句话，结束这个比赛之后，一定要把你们的健康传播技能带到各地去、带给更多的人，只有这样蝴蝶才能展翅高飞、播撒种子，才能带动更多的人一起健康传播。

张洋（健康类新媒体"一个有点理想的记者"）：

所有的选手表现都非常精彩，能力非常均衡，经常让我感觉不知道该把牌子举给谁好。希望大家都能把健康传播知识用在未来新媒体创作中，希望这个比赛多加入一些新的元素，让更丰富的实战经验加入进去。

张灏然（国务院国有资产监督管理委员会新闻中心新媒体平台"国资小新"主编）：

各位选手表现非常好，不仅展现出非常优秀的传播意识，更体现了深厚的医学专业功底，特别希望各位能够以蝴蝶学院为平台，发挥种子作用，形成一个非常强大的由上到下、由下到上的卫生健康系统整体效应。

支修益（清华大学附属北京长庚医院肺癌中心主任）：

要进行健康教育与健康管理，健康传播最重要。无论多么好的科普知识、科普作品，没有好的方式传播，老百姓也听不懂，改变不了他们的生活方式、就医方式。蝴蝶学院特训方式是很好的尝试，决赛看到这么多很好的作品，好的人物，选择精准容易传播、对百姓影响大的跟医生、跟影视界合作推出，可能对社会健康方式、对疾病早诊早治、对澄清误区谣言都会有更大影响。祝贺两期蝴蝶学院取得这么大的成绩，祝贺选手有这好的表现。

彭锋（中国互联网发展基金会副秘书长）：

互联网哪有那么多精心准备的传播，都是措手不及的战斗。蝴蝶学院特训营时间很短，大家经过很多磨炼，我希望大家离开这以后忘掉这里，忘掉所有的技巧，带着生活中本真的你、真实的你，到手术室去，到群众中去，到最需要的、真实的医生和人民中去，用你们的真诚去传播什么叫人民至上、生命至上。

马卫东（南通大学附属医院党委常务副书记）：

作为医院的管理者，我需要你们。不管是医院品牌、科室品牌、还是临床医生专家品牌，都需要你们去打造。你们是医患之间最好的桥梁，希望你们能够多宣传一线、弘扬正能量，把医院品牌传播出去。2021年11月19日是南通大学附属医院建院110周年，欢迎在座的各位到我们南通大学附属医院检查指导工作。

张海澄（北京大学医学继续教育学院院长）：

健康和传播是两个专业，选手做到了两个专业的融合。医宣、医卫两个战队，一个擅长传播，一个擅长科普。从热身赛到决赛，每个人的表现都有了质的提升，最让我感动的是你们找到了健康传播的魂，那就是初心。情感能够带给你的比技巧、比专业、比知识、比理论强上无数倍。非常高兴看到大家真的化茧成蝶。希望一只一只小蝴蝶飞出去作为种子，带动全国健康传播专业不断发展。

武素英（河南省人民医院党委副书记）：

我有幸近距离地聆听并得到了学习和提高，最大的感受是，不管是赛事设置、还是选手表现都非常精彩，不管是医宣队还是医卫队，在做好本职工作的同时能投入这样的健康传播大赛，体现了责任和担当，而且能抓住热点、汇聚焦点、突出重点、展示亮点。在国家卫生健康委员会宣传司和中国传媒大学联合的推动下，健康传播已经呈现出非常良好发展的态势。希望今天胜出的金牌讲师能组团走到全国各地去授课、去给大家宣讲。最后我想说，你们已破茧成蝶，现在要蝶飞齐舞，舞动中国，达到我们国民健康。

姜蕾（中国青年报文化中心主任）：

参加这个活动，对我来讲是全程有泪点、无尿点，非常激动。我当过很多赛事评委，这是唯一一场掏出餐巾纸擦眼泪的评委，这也是我没有想到的。从选手们身上感受到温暖、真实有力量。我给自己定的打分原则是，来自基层、身为医师的选手，可能技巧上稍欠，但我给的分很高。作为传统媒体的从业者，我是来学习的，感受到的是压力。我在本子上记了很多，有选手的亮点，也有我的学习点。转型后的中国青年报也有自己的客户端，有近千万的粉丝，我也想把中青报客户端健康频道作为舞台提供给大家，让更多的年轻人看到。最后，祝金蝶们振翅齐飞，飞向每个需要你们的人群中。

徐静（吉林大学第一医院净月分院副院长）：

作为一位医院的管理者，今天非常受教育。我深切感受到了每个人的能力和自身素质，你们让我看到了声情并茂、享受到了一顿视觉盛餐，看到了道和术的结合，体会到了医者的初心。无论是鹏战队还是峰战队，我看到了选手由内而外散发的热情以及掩饰不住的热爱，这种热爱让每个人闪亮生光。初心可以让我们走得更远，热爱能增加更多的力量。寄语优秀的年轻人，美丽绚烂的彩蝶们即将走入我们身边。希望你们能行动起来，飞入寻常百姓家，我相信未来这将是不可忽视的中国力量。

袁月（搜狐健康主编）：

我很久很久没有看到这么高水平的科普比赛。每个选手诠释了一句话，也是在座媒体常和我们的记者、编辑说的一句话，那就是我不在乎你们做了什么、写了什么、说了什么，而在乎受众感受到你做了什么、写了什么、说了什么，这也是我今天的评判标准。

有三个问题我希望能够有所改进。第一个，有一个作品里边讲的是香烟，但在科普宣传只能用卷烟或者烟草，希望以后的比赛应该有所修改。第二个，有个黑白PPT画面是个空的，如果我是受众就感受不到温暖，会第一时间猜测下一个死亡者是谁？第三个，要把一种爱、一种敬畏作为行业的代表传递给受众，我不允许自己演，哪怕在很疲惫、特别辛劳的状态，我都希望我是真实的。

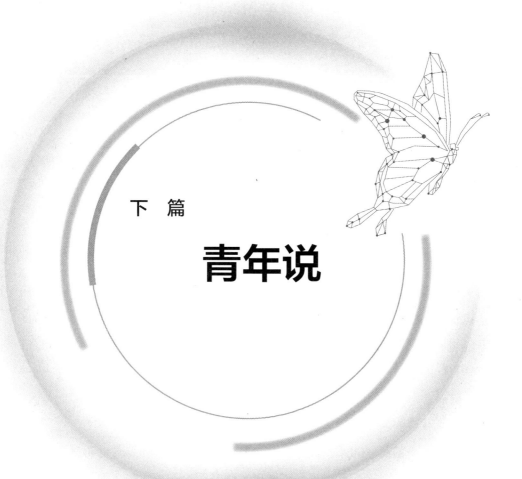

下 篇

青年说

新媒体时代下医者如何谱好"科普华章"

袁光达

苏州市立医院

　　新媒体时代已悄然而至，它较传统媒体产生了本质上的飞跃，变被动为主动，与观众之间的距离也随之拉近了。尤其是在新冠肺炎疫情期间，短视频一跃成为医学科普的"主力军"，基层医疗单位医者笑称自己不经意间被冠以"时尚博主"的标签。在大量输出医疗知识、抗疫精神、就诊误区、医者温情的同时，一大批"医疗明星大咖"呼之欲出，他们运用独特的语言、形式、场景谱写属于自己的"科普华章"，与文字、视频、声音对面的观众进行深度沟通交流，开出美丽的"科普之花"。那么，作为基层医疗单位的从业者，如何把握好新媒体时代下的机遇，谱写动人的"科普故事"，我来谈谈自己的想法。

　　简而言之首先要做到"选题巧、定位准"：人无我有，人有我优，人优我快，人快我变！比如某男演员发了一条用眼影遮挡麦粒肿的博文，立马遭到了眼科医生的科普纠错，反响强烈；两位演员不幸因肝癌去世，适逢全国爱肝日宣传活动，老百姓对于肝脏健康、肝炎防治的关注随之加深。具体说起来，好的"科普华章"应具备以下4个特性。

科学性——科普的灵魂与生命

　　科学性是讲好"科普故事"的"底线"，简单概括起来就是8个字：真实、准确、成熟、全面。它必须是业内公认、先进可靠的，来不得虚假，称得上经典，经得起推敲。再拿肝癌主题的科普作品来说，一味强调肝癌与劳累、免疫力低下的紧密联系，反而忽视了肝炎、肝硬化的关键因素，这样的科普故事难免存在哗众取宠之嫌，对大众的健康普及是百害而无一利的。

通俗性——科普的传播价值

通俗性强调：深入浅出的内容，言简意赅的文字以及多种多样的形式。"内容为王"始终是真理，在注重科普内容修炼的同时，辅以文字、形式的良好搭配，这样的科普作品自然堪当佳作。比如恩哥（邹世恩医生）的妇科短视频科普，选题吸引眼球，内容满满干货，气氛轻松愉悦，加之俏皮的表情语言，看完自然回味无穷。

趣味性——科普的"群众基础"

趣味性是衡量一则科普作品传播度大小的关键。别致新颖的角度，引人入胜的情节，亲切生动的比喻，这是被铭记、值得反复品味的佳作特质。像"水果医生"巧妙的设计，用最普通的水果当教具，演绎出了纷繁手术的趣味点滴，观众们自然爱不释手；四川泸州人民医院打造的疫苗接种神曲《打疫苗》，节奏鲜明，琅琅上口，寓教于乐，获官媒点名表扬，还有明星与医护人员的有趣互动等，使作品极具传播价值。

情感性——科普的亲疏

情感性是科普作品持续传播的保障。内容、形式固然重要，但唯有与情感相互交融，寓情于文，方才更具生命力。抗疫知识与抗疫精神的结合，有力度，更有深度，临床见闻与医者情感的相辅相成，凸显医者的大爱无疆。推荐大家看看医路向前巍子（高巍医生）的日常见闻和工作随想，夜深人静时娓娓道来，感人至深。

此外，我们还需避免陷入一些科普误区之中。

其一，讲述的科普内容切忌空泛，大话连篇。选取的角度一至两个就好，范围也不推荐面面俱到，不然反而会令人厌烦，没有看下去的耐心与期待。

其二，虽然强调科普形式的多样性，但不建议过多、过度地使用，不宜矫揉造作，也不能喧宾夺主，切记，形式是锦上添花并非不可或缺。

其三，科普作品的篇幅不宜过长，宁缺毋滥。学会量体裁衣，做到短小精悍，正如打蛇打七寸，精确不出费招！

最后，一定是讲好自己切身体会的故事，没有灵性的科普一定无人问津，缺乏"韵味"的作品终将石沉大海。

总结起来，新媒体时代下医者谱好"科普华章"，就是要做到：

内容与形式的搭配

专业与通俗的辩证

情感与理性的碰撞

科学与艺术的融合

好的科普就像一种武功，不常练习无法得心应手，不花力气不能自成一派。希望大家都能尽心尽力谱好属于自己优美动听的"科普华章"！

健康科普口传心授方得其精

秦嘉若

上海市第十人民医院

在"健康中国2030"规划纲要实施的第一个五年里，健康传播科普工作已经从城镇到乡村全面铺开。春种待秋收，如何能真正让老百姓认识到健康与日常生活之间的关系、健康的重要意义，是真正考验每一位健康传播人的大命题与小作文。

作为一名口腔科医生，深感口腔健康应当作为关注全身健康的敲门砖。口腔健康是全身健康的重要组成部分，世界卫生组织将其列为人体健康的十大标准之一。2017年初，全国第四次口腔健康流行病学调查结果显示：我国居民口腔健康素养水平较10年前提高，老年人存留牙的情况也向好发展。但令人心忧的是：儿童龋齿患病率和中老年人牙周组织疾病，较10年前明显上升。

以牙周病为例，牙结石是导致牙周病的直接病因，若能有效清洁牙齿，牙周病本可以预防。但根据流行病学调查结果：96%以上民众都有牙结石，目前，3～5岁儿童每天刷牙率仅59.9%，绝大多数民众做不到每天早晚都刷牙，已建立良好口腔卫生习惯的人群比例并不乐观。基于民众对口腔健康的认识，解决口腔疾病问题的抓手在预防。在此时代背景下，作为口腔临床工作者，应将口腔健康知识普及视为日常工作中的重要环节。

身心闭环式健康意识

结合自身专业，临床医生可以在诊疗中，注重贯穿日常诊疗的科普宣教工作。可以将治疗过程分为"常规检查及病情分析→针对疾病的序列治疗方案→个性化健康维护→自我保健行为模式建立"四部分。以我们团队为例，结合自身研究方向，立足于解决民众对口腔健康忽视的问题，从认识口齿疾病到口腔疾病预防，最后达成爱护身心健康，对患者形成"口齿身心环"的闭环式健康意识培养。同时走进社区加大科普力度，推进义诊与科普宣教。

让流行文化与传统医学擦出火花

对于老生常谈的宣教话题，进行科普文章撰写及科普专题演讲，结合不同表现形式，可多角度输出，让民众认识日常行为对健康的影响。

在科普文中引入跨学科领域的类比，拉近与读者之间的距离，用受众喜欢的"杯子"，装满医学知识醇香的"酒酿"。用快速有趣的实验结果直白地演示理论，将读者代入，从而引起读者好奇心和行动力。

科普专题演讲中，结合传统宣讲形式，加入自制教具、互动环节、情景表演、曲艺结合等多种形式，让听众的关注点不单是"疾病"，转而变成"健康"与"保健"。

巧思妙想给健康传播插上翅膀

怎样将医学知识换新装、吸引新目光，以我个人和团队的经验为例。

让科普"活"起来

从牙齿的医学小知识到口腔健康保健意识形态，从简单的宣教视频到传递价值的健康广告类短视频。我们用新颖的道具、媒体表现形式，立足于打造有内涵、有趣味、引人思考的科普视频。

比如牙齿、口腔过于小，目前市面上可见的相关模型更偏重临床，作为科普传播目的而言不够"接地气"，很难让普通民众一目了然。为解决此问题，本项目中，团队成员自制纸壳模型，不仅仅是将牙齿画出来，而是做成可以活动演示牙齿结构、疾病发展过程、临床治疗过程的纸壳模型。并拍摄成科普视频，将口腔专业知识转化为有趣直观的模型展示，让科普不仅服务于成年人，连小朋友也看得懂。

让科普"传"起来

在全媒体兴起的大背景下，2020年科普团队组建后，以一种口腔疾病和治疗为主题，设计"科普文章+科普宣教+舞台表演+科普视频"。一个内容根据不同受众主体，做不同的设计安排，一点四面推出专业知识泛化，对应线上、线下相应传播途径。内容从认识牙齿及口腔疾病出发，逐渐重视健康理念的具象化表达。在流量的作用下，吸引更广泛的受众。

多多利用线上传播、官方媒体等，将传播效益成倍放大。以前单次宣讲听众约百人次，通过线上，单次可提高至千余万余人次，做到健康知识高效配送。通过人民日报、澎湃新闻、中国医师协会旗下公众号等"大V"媒体平台转发推送，让"医学"接上地气，百姓身边就有看得到摸得着的医学知识科普，传播效率大幅度提高。立志于给民众心里种下一粒"预防大于治疗、防患于未然""知之而不乱"的种子，等它生根发芽。

健康传播工作不能一蹴而就。这就要求我们医务工作者在临床工作中，将科普思维结合到诊疗过程中，环环相扣，为患者带去健康理念。同时还要将科普宣讲、文章、舞台表演及科普视频等多种方式相融合，把医学知识传递给不同受众。这都需要我们传播人数年、甚至数代人的不懈努力，才能真正做到以我之口授于百姓之心。健康意义之深远，是强国爱民的根基，吾辈愿往！

浅谈对健康传播的认识

张　宇

河西学院附属张掖人民医院

随着社会的进步和科技的发展，人们的注意力已经从解决温饱问题转移到了注重生活质量上来。而健康作为生活质量的一个基本的评价标准，已经成为当今社会和个人极为关注的一个话题。对于个人来说，健康是为个人事业和幸福生活而奋斗的基础条件。正如俗话说，身体是革命的本钱。结合当代的实际情况，我们可以把身体理解为健康，把革命理解为个人事业等一些与生活息息相关的东西。而对于整个社会和国家来说，国民的健康能体现出这个国家的发达程度以及发展前景。少年强，则国家强，这里的强指代了很多方面，其中也包括了健康这方面。

健康是关于人类发展和生存的一个基本要素，健康传播作为健康教育和健康促进的手段，离不开传播工具和传播渠道的不断拓展。在新媒体环境下，健康传播媒介不断增多，传播效率显著提升。

眼睛通常被称作心灵的窗户，所以当眼睛出现问题时，也给我们的心灵蒙上了一层阴霾。2018年我国青少年儿童总体近视率为53.6%，人数位居全球第一，并仍呈逐年上升之态。另外我国人口老龄化日益加剧，截至2019年，我国老龄化人口已占全国总人口的12.57%，预计2030年将上升到25%。随着老龄化占比扩大，白内障、青光眼等老年人眼部疾病发生率也在持续增长。如此爆发性的市场需求推动了眼健康行业的迅速发展。

随着整个社会互联网进一步高密度的普及，眼部健康和视力问题越来越突出，而且越来越呈现低龄化。而智能电子产品高密度的普及致使这一现象进一步加剧！所以眼部健康出现的这一系列的问题也直接成为导致下一代人健康最大的潜在威胁，也是现阶段最亟待解决的社会问题！这也预示着青少年视力的普遍下降将会影响下一代人乃至几代人的身心健康。问题之严重和深刻不能不为国家和社会所关注。这也是我最初想要做眼健康这方面工作的原因，只有早干涉早预防才能降低眼部疾患。

健康传播是健康教育、健康管理重要的干预措施之一。要成功地达到预防疾病、促进健康的目标，必须依赖于个体和社会的有效参与，因此需要广泛深入地开展健康传播活动。健康传播是一种将医学研究成果转化为大众的健康知识，并通过大众态度和行为的改变，以降低疾病的患病率和死亡率，有效提高一个社区或国家生活质量和健康水准为目的的行为。

我认为在健康传播这方面，应当是专家结合媒体，把专家的专业术语通过媒体转换为通俗易懂的口语，传播给老百姓，让老百姓真正接受；其次，偏远地区对于一线城市的专家望尘莫及，所以在宣传推广方面，应多走基层路线，做接地气的传播，让老百姓更受益。预防大于治疗，健康传播的意义就是把专业服务于大众，让老百姓接受这些知识，这样才能真正体现专业知识的价值，要让老百姓听得懂，专业权威的讲解老百姓才会去相信，这样才能让百姓行动起来合理运用到疾病的预防以及治疗中去。

用"营销"思维为健康科普品牌加分

戴恒玮 ————————————————————————

上海市健康促进中心

在健康科普项目运营时，品牌效应能带来很大的辨识度和影响力，帮助项目更有效地传播推广，打造一块好的"金字招牌"更能使健康科普项目如虎添翼。如何能树立响亮的品牌？如何又能让品牌更好地推广出去？下面我将通过自己运营过的健康科普品牌"酱紫的蛙"来分享一些粗浅心得。

"酱紫的蛙"是一档以健康视频为主的科普项目，通过新媒体传播到青少年受众，解决他们对健康问题的需求，科学性兼顾趣味性。项目覆盖人数超过20万人。同时，在各大公众号如上海市团委"青春上海"、上海市卫生健康委员会团委"青春医家"、今日头条等均有播放，曾荣获上海市和市卫健系统青年志愿服务项目双项金奖、上海市团委"飞跃创新奖"等。在打造这个项目时曾借鉴了一些"市场营销"的思路，主要有以下几个方面。

做好"产品开发"——创作有意义、有意思的科普作品

想要树立科普品牌，在众多品牌中脱颖而出，项目本身的质量是第一位的，需要有精准的定位并凸显自身特色。

做有"趣味"的科普

青少年健康教育最大的难点就是协调"严谨"和"有趣"两大要素，但"酱紫的蛙"却寻求到平衡点。通过主持"蛙"以半调侃和吐槽的方式，列举生活中遇到的健康问题和误区，在嬉笑中引出后续话题。同时还以道具的身份参与到科普讲解环节中，"身体力行"地为观众答疑解惑，让科普保留了严谨的同时，还增加了几许趣味。

做有"活力"的科普

随着互联网时代的到来，生活节奏也日益加快，大众对于健康科普的需求由"高大上"转为"短平快"，需要具有活力、篇幅短、节奏快、能解决问题、生活实用度高的作品。为此，"酱紫的蛙"选取的话题均为青少年生活中的热点或难点，提炼出最普遍的问题进行剖析，给出简单而有效的解决方案，并利用碎片化时间为他们的健康问题指点迷津。

做有"文艺"的科普

"文艺"和"科普"看似是两个风马牛不相及的概念，但在"酱紫的蛙"中却毫无违和感地融汇在了一起。在片头和片中，主持"蛙"就运用了脱口秀的手法，为健康知识做铺垫和转场；在后续讲解中，还用到小品和话剧的方式，让科普有了画面感，使知识的传递更立体；在片尾部分，更是别具匠心地创编了"科普片尾曲"，将每一集的知识点串起来，然后填进热门和流行的歌曲中，让知识点得到很好的梳理和强化，把健康"烧"进青少年脑海中。

开辟"销售网络"——构建项目组织架构

如同一支销售团需要"销售员""销售渠道""销售平台"等一样，健康科普项目也应提前设计好这些元素，才能使项目持续运营和产出。

组建"杰出"医生队伍

健康科普要有科学严谨的内核，所以科普讲师的素养非常重要。为了提升作品的科普质量，项目在长宁区卫健团工委的支持下，邀请历年的"长宁区十佳杰出医务青年"为项目坐镇。获选"杰青"的医生们均为各单位的精英，他们来自临床一线、专业机构、中医专科、社区医院等，覆盖了卫生健康系统各条业务线。他们不仅为项目提供了强大坚实的科普内核，更通过学科间的交叉，实现了中西医结合、医防结合、专业机构和社区协同等多维度的合作，为观众提供最"杰出"的科普享受。

构建"对口"传播途径

"酱紫的蛙"一改以往"医生——受众"的灌输宣教模式，在视频制作前先向青少年群体调研最受关注的健康热点，随后邀请对口的讲师"因材施教"，使科普的内容更有针对性和关注度，例如"儿童吃饭问题""乘车安全座椅""学校海姆立克急救手法"等，均为热门话题。同时，为了使健康问题更有代入感，视频还邀请学生代表现身说法，以嘉宾身份在视频中描述自己和身边同学发生的事，既真实又客观，拉近了受众和讲师之间的距离。

打造"权威"科普平台

"酱紫的蛙"项目得到长宁区团委的大力支持，作为其公众号"青春长宁"的原创品牌栏目，项目在新媒体领域具有得天独厚的优势——作为"共青团长宁区委员会学校部"的官方微信公众号，"青春长宁"能第一时间将项目的科普知识推送给辖区青少年。同时，借力共青团工作组织网络，"酱紫的蛙"又先后登陆"青春上海""青春医家""上海长宁""今日头条"等公众号，以"青春长宁"为中心辐射全市各大权威平台。同时，视频也在辖区多种场所播放，包括社区卫生服务中心的候诊室、居民区的大屏幕、学校的健康教育电视，甚至在长宁区精神卫生中心的食堂里，这只青蛙也为缓解患者的抑郁情绪贡献绵薄之力。视频还上传至"长宁健康教育云库",不仅可供老百姓自由下载观看,更为社区医生上课提供了课件素材。

聚焦"盈利模式"——从受众人群寻找盈利点

"酱紫的蛙"的受众人群是青少年,因此在品牌气质和内容上均需迎合受众群体的爱好,以青少年群体的视角设计项目才能获得认同并产生共鸣。

符合青少年审美的科普品牌

青少年往往需要先有个喜欢的品牌,方能接受一个新生事物。投其所好、够亲切、接地气,同时具备极高的识别度,就好比网络红剧"暴走大事件""飞碟说"等。异曲同工的这只"蛙",用它犀利的吐槽和幽默的语言,把一本正经的"科普"转化为喜闻乐见的"段子",让青少年在牢牢记住这只"青蛙"的同时,把健康知识也记在心里。

适应青少年习惯的传播途径

目前青少年逐步成长为互联网的主力军,他们对媒体传播的方式有着自己的习惯和爱好,例如喜欢B站、抖音、快手等新媒体平台;喜好说唱、脱口秀、吐槽等视频风格;喜欢图画多、文字少、短平快的帖子等。所以"酱紫的蛙"根据青少年的爱好为他们量身定制科普视频,既确保权威性,又增强了视频的吸引力。

迎合青少年喜好的课程形式

项目的线下互动课程源自"教育戏剧"教学模式,是一种将戏剧方法与戏剧元素应用在教学活动中,让学习对象在戏剧实践中达到学习目标的新颖教育模式。在欧美国家,"戏剧教育"是一种非常重要的培养学生全面素质和能力的教学方法,甚至被认为是最好的一种教学手段。本项目首次将基础教育界热点的"戏剧教育"引入"青少年健康教育"课程之中，突破传统教学模式，开辟学校健康教育新思路。

拓展"传播途径"——设计线上+线下的课程

传播也是项目提升知名度的重要途径。为了丰富品牌内涵和传播效果，"酱紫的蛙"以视频为内核，设计了一套线下健康教育课件"酱紫的蛙教你吃出健康味"，并在学校建立科普实践基地，将健康的知识面对面传授给学生。

听一个故事——了解节气典故

二十四节气是中国古代劳动人民的智慧产物，不仅是一门科学，还涉及很多历史故事。在这个环节中，"蛙叔叔"会跟学生讲述这个节气的由来、相关历史人物、风俗，更有对应的防病知识，让学生对节气有了更深的了解，引发了他们对传统文化的兴趣。

学一样礼仪——掌握餐桌文化

餐桌礼仪一直是我国传统文化的一部分，同时也是学生"食育"的重要组成部分。为此，"蛙叔叔"每堂课上会跟同学共同学习一项餐桌礼仪。通过一道具有混淆项的选择题，让同学们剖析利弊，找出正确礼仪，然后讲述礼仪的由来和目的，例如"吃饭前不敲碗""饭中不能插筷子""饭桌上不挑食"等，简单而实用。

做一个游戏——体验风俗习惯

喜欢做游戏是青少年的天性，也是提高课堂活力、寓教于乐的关键。在该环节中，"蛙叔叔"或是结合节气的特点，或是根据食物的特性，和学生们一起做一个小游戏，如"放纸鸢""萝卜蹲""模拟冬泳"等，不仅加深了记忆，也提升了学生对健康教育的兴趣和喜爱。

画一种食物——认知食物营养

每个节气都有着当季适用的食物，"蛙叔叔"每堂课挑选一种营养丰富的食材，包括枸杞、萝卜、春笋等，介绍它们的营养价值和烹饪方法。还会让学生画一幅和食物有关的图画，让他们充分观察食物的外部细节，对其有着更多感性认识，也有助于他们更爱惜粮食，不浪费食物。

唱一首儿歌——盘点健康知识

"枸杞子，小不点，红红皮肤真鲜艳；抗衰老，抗疲劳，调节免疫多奇妙；嘴里嚼，菜里炒，还能放在杯中泡；长辈们，辛苦啦，给您倒杯枸杞茶！"儿歌因为琅琅上口、节奏轻快而受到青少年的喜爱和传唱，"蛙叔叔"每堂课都会创作一首与食物挂钩的儿歌，不仅帮学生梳理课堂知识，还能通过诵读加深记忆，提高学习效率。

打造优秀的健康科普品牌是健康传播工作的重要抓手，就如同这只"酱紫的蛙"，它在为青少年健康保驾护航的过程中，一边摸索一边实践，探寻营造青少年健康促进氛围更好的方法。与此同时，在健康传播的道路上还有很多未知的领域需要开拓，这只"蛙"将与诸君共勉！

健康传播，促进行为改变

古 艳 ————————————————————————
四川大学华西医院

健康传播，目的是什么？仅仅是健康知识的扩散？这只是基础，健康传播本质的目的应该是促进健康行为的建立。

2020年，我们面临新型冠状病毒的袭击，对我们的生活方式产生了极大的冲击，人们更多地将注意力放在了健康的层面，也让大家开始审视自己的健康行为。为什么一夜之间我们的人民可以全副武装？为什么面对病毒我们可以全民皆兵？只是因为我们医务人员不顾一切地在一线？健康传播真正做到了促进健康行为的改变，民众自觉保持社交距离，跟着医务人员学习戴口罩，学习洗手，这才是健康传播的真正意义所在！

行为就是一个人心理状态的外在表现，改变行为就等同于改变一个人的认知和心理，谈何容易？健康传播不仅仅只限于知识的扩散，但需要以此为基础。

第一步 确保健康知识传播通道通畅

首先要保证信息通畅，信息流量要足够，并且周而复始，反复出现和强调；其次，步骤细致容易被模仿，而不是单纯的口号式的宣传，例如"管住嘴，迈开腿"属于口号式的宣传，简单上口，没有细节和步骤，执行是有一定困难的；另外，需要轻松的传播氛围，宣传知识点可以从健康出发，减少疾病出发，还可以运用欢快的歌舞形式宣讲医学知识点，例如近期流行的新冠疫苗宣传的歌舞视频等，既可以吸睛，又消除了受众对新冠病毒的担忧和恐惧，提高了大众对疫苗的接受度；还需要强调的是，需要单次教育转向持续支持和关怀，不论是健康传播还是慢病的管理，持续的支持和关怀都是行为改变的法宝，这才是健康传播最终的目标，所以我们还需要接下来的策略和方案。

第二步　借用健康知识的传播，促进行为改变方案

认识行为改变

首先，认识拖延症，为受众提供正确的方向感。拖延症就是对现实任务的逃避心理，这是一种正常的心理现象，不可以因此而否定受众的行为而改变动机，我们需要给受众提供正确的方向感。例如我们提倡每周3～5次的运动频率，可受众只执行了1天；或者提倡在密闭的公共场合佩戴口罩，受众仅仅在公交车上戴了口罩，等等。需要我们帮助受众一起分析正确行为建立时候的心理状态，再来塑造内外环境帮助其进一步扩展自己的健康行为，通俗地理解就是"为什么我做到了，哦，那是因为我……"。

其次，制定可执行的方案。除了细致可模仿的步骤以外，最好能够是受众力所能及，循序渐进，能长期执行的方案。例如减肥要求增加膳食纤维，受众无法接受粗粮，可以换用深色蔬菜的方案；戒烟，可以从一天一包烟，调整至两天一包烟，两周以后变成三天一包烟；再或者刷牙，先保证刷牙的方式正确，第二周在此基础上确保刷牙的时间，等等。

最后，制定明确目标。所有的目标应该客观可评价。例如下周开始，每周5次在外就餐，下降到每周2次；每周有3天运动，每次运动时间30分钟，有氧运动心率保持在每分钟140～150次，等等。

改变教育思维

健康传播虽然可以做到很大流量的宣传，但也有局限性，很难做到个体化的评估和随访，这也让健康传播者面临艰巨的难题，我们需要转变思维方式。

首先，感同身受。很多时候，我们只能理解，不能体会，这也就造成所谓"站着说话不腰疼"的状态。例如，肥胖的人对甜食毫无抵抗力，而瘦的人会觉得，甜食又不好吃，吃多了还发腻，为什么会忍不住？不喝酒的人会认为酒很难喝，为什么他们会嗜好？戴口罩可以预防疾病传染，为什么他们就是不戴？一旦无法感同身受，我们就会否定受众，轻视他们建立健康行为的努力，最后即便我们传播了健康知识，也无法有健康行为的转变。所以我们需要同理心，先用同理心去理解受众，才能找到最适合受众改变的方法，才能做到更好的健康传播。

其次，被认同感。此点是上一条的延续，当受众在自身感受没有被认同的时候，科普知识是会被拒绝的。我们表达了对受众的感受和努力的认同，例如"戴着口罩的确很憋气，但……""甜食真的很吸引人，我也需要很大的勇气……""喝的虽然是酒，有时候是必不得已……"先给予认同，再做我们接下来所需要传播的内容。

最后，用户思维。这是借用了非医疗领域的名词。我们需要从受众的角度出发，传播他们能理解的、感兴趣的健康知识，当然不是指无底线的迎合。例如，节假日期间脑溢血、胰腺炎、心肌梗死的发生率直线上升，为了让受众减少大吃大喝，我们的传播题目拟定为"如何在假期期间控制您的血糖血脂"，估计没几个人有勇气点击，即便打开了，因为题目很扫兴，也仅限于已经罹患此类疾病的受众。可是我们转换用户思维，换一种说法，"瘦身堪比整容，如何利用假期找回那个曾经风靡万千的你？""健康美丽的人生，让我们从假日开始！""抗糖真的和美丽有关？这个假期一起来变美！"，同样的内容，哪个更有吸引力？

身体心理的双相改变

人在没有亲身体验之前是不愿意改变的，常常会有胖友反馈，我宁愿胖死，也不愿意饿死，那是为什么？他没有瘦过，或者忘了瘦的感觉。

首先，感受身体，体会身体随行为改变带来的变化。例如，戴好口罩勤洗手，不仅隔离了新冠病毒的威胁，连普通的流感都减少了；限制脂肪类食物的摄入，也带来了血糖的稳定等。

其次，心理暗示。改变是很困难的事，而心理暗示可以给受众更多更大的力量，我们需要向受众传达的信息是"我知道这很难，但你是可以做到的"。

改变环境

首先，社会的大环境。例如，2020年上海在抗疫期间，地铁站里姚乐医生的视频随处可见，也是在需要戴口罩的地点，营造戴口罩的大环境，引导民众的行为改变。

其次，主动创造环境。例如，吃饭吃太快，导致饱腹感不强，怎么办？换成左手吃，减慢吃饭的速度。

最后，确立准则，促进行为改变的出现。例如，为了避免久坐，可以把饮水杯换成50毫升容量的，逼迫自己起身。

挖掘行为改变的动机

科普改变行为，任重道远，但是一个人改变的内在动机越强，健康行为的建立就越容易。某手机公司的广告语，"我们不是满足大众的需求，我们是帮助大众发现自己的需求"。也就是说，我们的受众有时候并不一定意识到这是我所需要的。例如，高巍老师发过一个科普视频，"公众场合吃饭的时候，口罩该怎么戴？"这个题目点击率很高，但如果他的题目换成"如何正确戴口罩？"点击率就会完全不一样，为什么？因为受众会认为自己知道怎么戴口罩，并没有意识到自己在某些特殊情况下不知道该怎么去戴口罩。

当然，行为改变也不是一蹴而就的事情，通过健康传播塑造大众的健康行为也是我们远大且艰巨的目标和任务。

我特别喜欢鲁迅先生的一句话，地上本没有路，走的人多了，也便成了路。我们的科普工作亦是如此，相信继续走下去，曙光就在眼前。有爱有家，有力量！全民健康，我们一起加油！

敢问路在何方

吴高蕾
大连市妇女儿童医疗中心

有人问，你是从什么时候开始做健康传播工作的？是怎么开始的？

拉开记忆的大门，回到了新冠肺炎疫情初始。这两年对于医务工作者而言，防疫抗疫成了我们触手可及的工作，时间也仿佛进入了另一种凝滞的状态。在新冠肺炎疫情以前，我已经开始做一些科普知识的传播工作，作为一名妇幼健康传播工作者，做科普讲座，去幼儿园给家长和小朋友们讲解医疗科学相关的知识。但真正开始做健康传播，应该是在2020年的那个春节。

2020年的春节对于全国人民来说，在历史上都应该是独一无二的。这个春节没有出去拜年，没有家庭聚会。一场突如其来的疫情，改变了所有人的生活。作为一名医务工作者，面对这样的未知，就算表面平静，我们的内心也会忐忑，我们到底该如何打败它！看着一波又一波的同伴们驰援湖北，医院开始限制患者流量不聚集，筛查工作也变得严格，除了按部就班地做相应的工作，心里强烈地希望还能做点什么，就算不能去一线支援，我也能体现自身的价值呢？

在腊月二十九，大年三十的前一天，我接到了中国健康促进会的电话，说"您做过健康科普的相关工作，现在有一个紧急的任务，要录制防疫的视频，您在妇儿医院工作，可不可以把孕妈妈和哺乳期妈妈在疫情期间如何防护讲解一下，但是时间紧急，最晚大年初一就要交作品"，我几乎想都没想，马上就答应了。我想这就是一名医务工作者的初心，在这样紧要的关头，就是想挺身而出做点什么。

当天我就开始准备内容，除夕夜开始录制，《面对新型冠状病毒，孕妈妈应该如何保护自己和宝宝》《疫情期间，哺乳期妈妈如何更好地保护自己和宝宝》。大年初二，视频作品就发布出来了，当天的播放量就达到了1500人次。我第一次意识到，互联网时代的健康传播时效性强，传播广，能帮助更多的人。

我马上向院领导汇报工作，医院表示非常支持。大连市妇女儿童医疗中心作为辽宁省最大的妇女儿童诊疗中心，理应担当起这样的使命。我开始加班加点，利用业余时间录制大量科普视频：《孩子天天上网课，如何更好地保护我们的视力呢？》《不能出门的长假期，宝宝消化不良了怎么办？》《孩子不能出门，最应该补哪种营养素，你知道吗？》《疫情期间，应该给孩子吃提高免疫力的药吗？》，这些视频内容在当时确实帮助过很多人。

但同时我的内心产生了一些困惑。因为我看到，主流媒体央视新闻、人民日报、钟南山院士、知名学者，包括很多自媒体都在做防疫科普、健康传播，和这些大V、大专家相比，我的发声真的微乎其微，那么我还需要做吗？我做的工作还有价值吗？然而，即使心里产生了这样的疑问，我还是坚持走了下去。这体现了作为一名健康传播者的心路历程，我有初心，知道为什么做——医者仁心，想要帮助更多的人，想服务更多的人。可同样一个知识，比如说讲如何戴口罩，钟南山院士说，主流媒体讲，那么我还需要讲吗？这条路又该如何走下去呢？直到2021年5月，来到了蝴蝶学院，我终于找到了答案。

在蝴蝶学院，在中国传媒大学的D5演播室，有幸遇见了健康传播的那只璀璨的蝴蝶——施琳玲老师，有幸受教于国家卫生健康委员会的领导、中国传媒大学教授、自媒体大咖，为期一周全方位的培训，我终于懂啦！中国传媒大学董关鹏教授跟我们讲，在5G时代有海量信息和高度舆情，特别是新冠肺炎疫情期间，我们的国家无论在国内还是国外都是异常艰难的，有太多谣言四起，海量的虚假信息甚至影响了国家公信力，这个时候就需要高度舆情，不仅需要主流媒体讲正确的信息，院士讲、专家讲，还需要我们千千万万个健康传播者共同努力，才能把正确的信息坚持到胜利的那一刻。在听到这些的时候，我终于知道为什么坚持了，就算我是微光，可散是满天星，我们聚是一团火。在D5演播室，我看到了心里的光，我看到和我一样的小伙伴，一起找到了方向，坚定了信念。

这就是我的故事，一束健康传播的微光，遇到了蝴蝶学院，我不再孤单，我们凝聚成一团炙热的火焰，照亮了头顶的那片天。不再害怕和别人讲相同的知识，因为被需要，我会想怎么把同样的知识传播得不一样。不再担心未来的道阻且长，因为我们同舟共济。而我不仅要自己发光，还要带动身边的人。敢问路在何方，路在我们踏踏实实过的每一天。

谈谈如何做好农村健康传播

程晓亮

江西省赣州市赣县区南塘镇中心卫生院

中国农村人口数量庞大，农村居民的健康状况会直接影响着我国农村的经济建设和整个国民的健康素质。长期以来，由于自然和社会的制约因素，乡村的健康知识普及相对滞后于城市。在乡村振兴、《"健康中国2030"规划纲要》等背景下，通过增长农村居民的健康知识、改变其健康理念及健康行为，从而改善农村居民的健康状况的现实紧迫性愈发凸显。那么作为一名健康传播者该怎样才能做好农村地区的健康传播呢？

传播内容：了解受众，贴近生活

在农村的居民，老人和小孩占比大，年轻力壮的青年人大多流入城市谋求发展。这样的人口结构也造成农村居民受教育程度总体偏低，其中还有部分老人为文盲或仅认识很少的字，因此他们所掌握的信息就少了很多。

对于健康知识的获取，农村居民大多是被动接受的，在自己或家人出现某方面健康问题时，才对这方面的健康内容提高重视，所以改变他们的思想观念显得尤为重要。

村民们想问题的方式也往往是从自身的实际生活出发，某样东西与他们的生活息息相关，他们才会加以关注。在传播内容的选择上，应该要贴近他们的生活，贴近实践，才能使传播更为有效。比如干农活导致的创伤、中暑、儿童溺水、动物致伤以及各种常见病的处理等。当然选题还应考虑地方区域的特点，比如风俗传统、饮食习惯、文化因素等。

在大山深处，传统观念下，人们谈性色变，青少年性教育几乎是空白。在信息多样化的今天，花季少年没有受到正确的性教育，在面对诱惑、面对伤害时，就不能保护好自己。还有留守老人和留守儿童的心理健康问题，也是关注的重点，这些内容都是我们健康传播者需要去传递的。

传播渠道：传统渠道与新媒体融合

集市上粘贴的海报、村卫生室图文并茂的宣传栏、村委会的广播、卫生人员发放的折页和小册子，还有医院定期组织在村里举办的健康知识讲座等都是传统的传播渠道。但在实践中发现，传播效果不太理想，很多村民觉得多数材料包含较多文字，枯燥乏味，自然感觉内容与自身没有多大关系。健康知识讲座则需要挑选时间，讲者精心准备，让村民放下手头的工作聚集起来，短期内效果好，但因为得不到后期强化，内容会很快被遗忘。

在农村地区人际间的传播有着很重要的地位，在村民看来，手机上、电视里讲的内容也许并不真实，但是邻居或者朋友传达的健康信息，效果就大不一样了，村民更加信任熟人的话语。近几年，国家推行家庭医生签约服务制度，卫生院的医生与辖区居民签约，提供定向健康指导。这也让医生紧密地和群众联系在一起，医生变成了村民家里的熟人，掌握村民的健康状况，在这种模式下健康传播变得更为高效。

网络作为农村新型的传播渠道，除了部分老年人对网络等媒介接触能力较弱外，新媒体对农村地区健康传播的影响越来越明显。新媒体传播具备速度快、范围广、内容查看方便并可保存、即时互动等特点，以视频呈现为主，村民即使不识字只要听声音和看画面就能获取信息，因此在传统媒体基础上，制作符合本地实际情况且实用的健康科普视频，通过村内建立的微信群、朋友圈中转发、互动，在人际间熟人效应下传播能够起到很好的效果。

传播技巧：喜闻乐见，通俗易懂

在传播内容的表达上要尽量通俗化，把健康知识转化成简明、生动、大众能够理解的东西。可考虑使用当地方言，这样会更具亲和力，更接地气。讲一些发生在身边的就医例子，用常见的事物做形象化的比喻，还可以使用教具、设定情景模拟等方式来增强村民对内容的重视和理解。

同时，运用村民们喜闻乐见的形式，比如民歌、民谣、戏曲、顺口溜等。即使在电视、手机等新媒体高速发展的时代，村民仍然对这些传统手段情有独钟，倘若把普及的内容融入进去，进行合理改编，也能极大地提高村民们的兴趣。

对于一些健康知识，不必讲得太深入，要讲究适度的原则，一次尽可能给予少量、精确的信息，突出重点。还应注意"恐惧诉求"，一些疾病的过度渲染不仅不会引起村民们的重视，可能还会使他们失去就医的信心，放弃治疗的希望。结束前要进行归纳总结，强化受众记忆，可让受众用自己的语言再简单复述一遍并及时引导，加深理解。

健康传播不能是单向传播，线上线下都要让受众参与进来，互动沟通，实践技能示教后尽可能为他们提供主动操作的机会，对村民反馈的问题做好及时解答。

传播主体：不断发掘，培养激励

基层医务工作者是农村健康传播中最重要的传播主体，他们是基层健康传播的主力军，充分地调动他们参与健康传播的积极性，已成为迫切的需要。这也尚待地方政府、卫生健康系统、社会高度重视，不断发掘和培养健康传播人才，制定长效的激励性考核机制。

总之，要鼓励更多的基层医务人员加入到健康传播的队伍中来，结合当地农村的实际情况，融合多种传播手段，用村民最容易接受的传播形式，多沟通互动，这样才能真正实现农村有效的健康传播。

蝴蝶是适合在农村生长的，沿着河流，飞过稻田，飞入寻常百姓家，最了解勤劳朴素农民的生活。我们也应该像蝴蝶一样，在基层的各个角落传播健康，每一次振动翅膀，都在给乡村的振兴增添力量。

健康传播之我见

姚　帅

南通市通州区中医院

我是一名在基层医院的普普通通的内科医生。自2016年9月起，开始自发创作摄影项目《人在医院》，将镜头对准科室里朝夕相处的患者及家属，想以医院为一个节点，去呈现世间百态和人生况味。拍摄人物肖像，记录人生故事，这是一个自发的、非常私人的创作过程，而我自己，是充满获得感的，因为在创作过程中，我在被不断感动着。我发现每一张波澜不惊的面庞，都可能经受过人生的惊涛骇浪，每一个暗淡无光的背影，都可能呈现出人性的暖色光芒。但这一切，都只是我个人的感动，我并没有意识到，所尝试的、创作的内容会被如此广泛地传播，得到如此大的关注。

一直以来，我都在"医学人文"和"叙事医学"的维度里和大家探讨、剖析这场创作的意义和价值。但其实，一个基层医院的住院医生，一场非常私人的创作过程，能引起社会上下的广泛关注，实现了真正意义上的有效传播，这个现象本身就值得我们健康传播工作者去剖析和借鉴，也应该给广大的基层医院的健康传播工作者带来更大的信心。

以下内容是我结合自身创作的过程以及步入健康传播领域后学习、总结、归纳的几点经验，供大家参考。

并不是每一次记录都能称之为创作

在移动互联网高度发达、人人都是自媒体的时代，特别是短视频媒介的出现，极大降低了内容创作的难度。我们拿起手机就可以拍摄，以至于众多短视频平台充斥着大量乏善可陈的内容，而这些零散的、片段的内容，是无法有效传播的。自媒体高度发达的今天，一定是内容为王，只有真正具有鲜明主题、独到观点、深刻情感和规整形式的记录，才能称之为创作，才有可能有效传播。所以，每一位健康传播工作者，不应该仅仅是一个记录者，更应该是一个创作者。

创作，应该是一场表达

有效的传播，是需要差异性的。所谓"差异性"，就是不一样，而创作内容的不一样是由作者本身的阅历和立场决定的。作者只有真实地表达，才能产生差异性，进而引起有效的传播。真实地表达必然是有主观性的，是感性的，但这并不妨碍其真实性。受众看多了"高、大、上"的内容，那些感性的、脆弱的、温情的内容会更有传播力。所以，每一位健康传播工作者，不应该只把创作方向局限于那些我们所司空见惯的、反复报道的题材上，是时候"剑走偏锋"，去聚焦个体，去关注情感，去表达感受。健康传播不应该仅限于医学科普，医学人文精神的传播，也尤为重要。

基层医院不"基层"

不同级别的医院，技术能力确有不同，覆盖的服务人群也不一样。但在生老病死前，患方的处境是一样的，医者被赋予的使命是一样的。所以，特别是基层医院的健康传播工作人员，在被医院的硬件设施、技术能力所束缚的同时，更应该有一份强烈的使命感，因为普通百姓对医学常识的需求可能更迫切，对人情冷暖可能更敏感。更何况，基层医院基数之大，辐射群众之广，在国家"健康中国"战略背景下，是更需要基层医院健康传播工作者努力付出的。

在社会不断进步、人民的生活水平不断提升的今天，每一位健康传播工作者都应该有一份担当和自信，为普及医学常识、构建和谐医患关系、助力"健康中国"战略的实施而不断前进，共勉！

"不务正业"的外科医生

张 曦
昆山市中医医院

如果问起外科医生的形象，你会想起什么？风度翩翩，走路带风，刀光剑影，大侠风范，手起刀落！而科普专家呢，是不是如同电视广告上一般，四平八稳，须发皆白，一副老专家的派头！如果这两者结合呢？对不起，我的思路有点混乱，一个搞科普的优秀的外科医生会是什么形象呢？答案是，没有范本，不光在老百姓心目中，就是在我们医疗界，也缺乏这种示范形象，这就是问题的核心！也是我今天想要思考分析的东西。

长久以来，外科医生以多做少说为骄傲，我们常常最引以为傲的是手上功夫，天天泡在手术室，开刀以从早开到晚为骄傲，"今天又开了8个小时，三台肿瘤根治，累死了"，这句看似抱怨的吐槽却隐隐暗藏了多少骄傲。而同时，如果说得多，往往会被认为是嘴上功夫，绣花枕头，不务正业。所以在业内，外科医生往往更加或者会将全部的精力投入到"练刀"升级的过程中去，而忽视科普，忽视宣讲，这可能就是造成目前优秀的外科医生很少从事科普的原因，也正是如此，在皮肤、心内、男科、消化等各专业科普明星涌现的时代，外科界科普的声音显得格外落寞。可是，时代变了！

由于微创时代的全面普及，手术视频的极大丰富，外科手术技巧的提高和学习曲线的缩短较前变得愈发容易，"开放手术"时代需要大量重复操作来获得的手术感觉也显得没那么困难。在很多大型教学医院就职的外科医生，如果机会充足，几乎3～5年就能掌握以前几十年才能摸索出的技巧，从这一点上来讲，外科医生再将几乎所有精力用于"练刀"，是值得商榷的。

与此同时，疾病预防，疾病管理，治未病，精准治疗和健康观念的普及显得越来越重要。在如今的网络和自媒体时代，如何让百姓认识我们并听到我们的声音，接受正确的健康观念显得越来越迫切，我们外科医生是时候，适当放下手术刀，用更多的精力去发出自己的声音，让老百姓意识到，左手手术刀、右手金话筒也许有一天会变成优秀外科医生的标配。

如何成为优秀的外科健康科普达人呢？也是我一直思考的问题，兼具权威性和趣味性可能是一个重要的挑战。由于我国外科医生培养体系的不均衡，外科医生的水平也参差不齐。这时候，充分的科普前准备，详细的查阅资料和指南，结合自身成熟的外科经验，才能做到权威性的展示。而大量扎实的学习对自己的提高也很有帮助。趣味性很多时候可能不是简单的博眼球，利用一些极端的例子满足老百姓的猎奇心理，这可能赚得一时流量，却很难走得长远，也背离了健康科普的初衷。我记得听过一句话，健康科普可以成为一种健康生活管理方式，一张处方的延伸，一份患者的教育指南，但它不该是一本猎奇小说，一本疑难杂症大全，甚至，不应该是一个治疗指南。

我本人工作近20年，算得上一个年轻的老外科医生了，也是近些年才逐渐认识到科普的重要性。手术刀也许可以救一个人，好的话筒却能救上千万人！当有一天，喜欢并擅长科普的外科医生不再被视为"不务正业"，优秀的外科科普达人如井喷般涌现，到那时候，新的时代必将翻开新的篇章！

5G时代，短视频助力中医药宣传"快"起来

安 静

陕西中医药大学第二附属医院宣传科

2020年，新冠肺炎疫情爆发，面对这场全球灾难，数以万计白衣战士逆

行抗疫。在他们与病毒殊死搏斗的同时，千千万万的医宣人员勇于担责、坚守后方，在纷乱复杂的舆论战场上，与病毒谣言的传播者进行着较量。他们用文字、图片、视频记录下了这段具有历史意义的时刻，超负荷完成了各项科普宣传任务。

作为西北地区规模最大的三级甲等中西医结合医院，疫情爆发以来，我们医院在校党委及院党委的正确领导下，以互联网为战场，以短视频为突破，积极开创宣传新局面，为扩大中医药宣传贡献了自己的微博力量，收获了医院官方快手平台百万粉丝，展现了我们中医人的抗疫风采。

真实记录，共情共暖

大家都知道，新闻传播所遵循的最基本原则，也是新闻的本质即真实。在这次疫情中，我们宣传科的小伙伴们捕捉记录到了许多真实感人的镜头。这类镜头不需要我们过多的言语表达，就能传递出力量、传递出温暖。

比如，国家（陕西）援鄂抗疫中医医疗队赶往武汉当天，我们跟踪拍摄制作的一系列短视频，在当时全国医务工作者"去武汉！去最危险的地方！"的大背景大环境烘托下，显得尤为壮烈，激荡人心。这一组短视频最终累计播放量过千万，点赞数数十万，其中最短的一个视频总长度仅三秒。这个三秒视频在快手平台上获得了715.6万的播放量和8.3万的点赞。"不辱使命、平安归来"，这简单的8个字铿锵有力、掷地有声，既是给援鄂抗疫中医医疗队的老师们打气，也是给全国人民打气。

2020年2月14日，国家（陕西）援鄂抗疫中医医疗队正式进驻武汉江夏方舱医院，开舱的视频在快手平台上获得了864.3万的播放量和21.7万的点赞。这个视频长度仅仅15秒，除了声画的配合外，没有过多的特技处理。它贵在真实质朴地还原了当时的场景，烘托了气氛，增强了人们必胜的信心。"武汉加油，我们一定会胜利。"在疫情最吃紧的时刻，所有的国人需要这样的信心，我们的视频也正给了大家这样的信心。通过这两个案例，我想表达的就是，视频内容除了要真实外，还要能共情共暖。

那么，怎样才能达到最大程度的共情呢？2020年4月2日，援鄂抗疫中医医疗队圆满完成医疗任务，结束14天隔离，从临潼回家。我们跟拍了他们一路回家的真实场景。视频一开始是一个拥抱的镜头，镜头晃动非常厉害，看似是一个废镜头，但为什么要选择这样不规矩的一个镜头开篇呢？如果您看过视频就会知道，那个镜头是我一手举着手机，一手跑上去和老师们热情相拥的镜头。这是一个非常典型的第一视角镜头，非常有冲击力。真的是因为太想念，才可以不顾画面的好坏直接冲上去拥抱，这种情感的释放和表达，不足反而是圆满。看到警车开道、市民自发迎接、车主摁喇叭致敬，老师们说过了过了，我们不是英雄；看到高速公路边矗立的自家医院大楼，老师们说我们回来了，回家的感觉真好；看见路边向自己挥手致意的同事亲人，老师们又背过身，偷偷抹起了眼泪……大家最真情的表达以及老师们最真实的反应都被我们第一时间、以第一视角真实记录下来。所以，想要我们的视频有温度、感动人，作为记录者，首先要会爱，有真爱，才能把自己内心这份爱共情给观众。

紧扣热点，积极策划

在传播学基础理论中，一直有新闻和策划之争。过去认为，新闻是不应该被策划的，它有违新闻真实性原则。但是在融媒体跨越式发展的当下，新闻策划、主题策划的概念被无限放大。事实上，新闻策划和策划新闻有着本质的不同。新闻策划主要是提炼新闻点，以点带面，结合社会热点或行业事件提炼最好的新闻事实，然后通过稿件组织、视频传播达到宣传目的。它的本质还是基于事实发生的，所以不违背新闻真实性原则。事实证明，被策划了的新闻有了更加多维度的展现，达到了更好的传播效果。在这一点上，我们也一直在探索。

2019年底，我们医院整体搬迁至西咸新区新院区内，和辖区内的西咸新区消防救援支队结成了共建单位。新冠肺炎疫情期间，我们和他们积极联系，沟通中我们就在思考，应该以一种什么方式来把这两个特殊的行业捆绑在一起，实现强强联合呢？思来想去，我们提炼出的新闻点是：一个有火焰蓝的光华，一个有天使白的纯洁，在大灾大难面前，无论是天使白还是火焰蓝，都在用自己的光和热实现着我们救死扶伤、救人危难的职业理想，我们都是逆行者。主题定了后，怎么去表现呢？我们发现了当时抖音上非常火爆的变装秀。消防小哥哥、护士小姐姐，他们都有职业装，执行任务时都要变装，一拍即合。很快，一条仅15秒的变装视频被制作出来。这条视频一经发表就爆了圈，我院官方快手播放量达到4624.6万，点赞数856.3万。与我们同期发表的西咸新区消防救援支队官方抖音号，播放量也达到了1340.2万，点赞数28.5万，被人民网微博客户端采用并转发，真正实现了强强联手，互利共赢。很多网友在留言中说：这是他看过的变装秀中最完美的一个版本。更有网友喊出，在一起、请原地结婚。这样的评论再次给我们以启发，军营里的兵哥哥和医院里的美小护，都因为工作性质的原因成了婚姻市场上的困难户。我们何不借着第一次合作的热度，再走一波流量呢？于是很快，我们与西咸新区消防救援支队又策划了第二场主题活动，这次是线下联谊。在医院工会的协助下，我们带着护士小姐姐们走进了军营，与消防小哥哥们完成了一场"走进蓝朋友"的联谊活动。这场活动的视频也达到了264.5万的播放量和2.1万的点赞。可以说，我们紧扣热点，通过一系列线上线下的策划活动，借力打力，激发内力，实现了传播效果的最大化。

明确定位，凸显特色

搞销售的都知道要搞差异化营销，对于视频产品来说也是如此。怎样才能让我们制作出来的视频有亮点、有看点呢？千篇一律的东西肯定不行。人家剃头，你也剃头；人家摘口罩，你也摘口罩。多了肯定没人看。该咋办呢？我们想到了五湖四海的战友们相聚武汉，最显著的标签就是地域差异啊！

你陕西的，我湖南的，你天津的，我上海的，地域关系是拉近心灵关系最直接有效的手段。于是，我们经过沟通，让武汉一线的老师们自己组织拍出了一款陕西话版吃面视频。在这段24秒的视频中，浓浓的陕西味，片片的家乡情扑面而来，在即将回归家乡的那个时刻，让我们有了更多期待。在吃遍陕西面的同时，他们还忘不了武汉热干面的情谊，使整个视频充满了质朴的情趣和蓬勃向上的力量。视频发出后，我们的官方快手播放量达到554.2万，点赞数7.9万。网友留言：等你们凯旋，我请你们吃任何面！

了解模式，有的放矢

以上三点都是基于传播学理论的一些经验总结，另外还有非常重要的一点，就是要了解快手、抖音等这类短视频APP的运营模式。虽然我们不是专业搞平台研究的，但是通过实践也摸索了一点常识。

1. 完善账号。不管是个人认证、机构认证还是企业认证，一定要完成这个步骤，让头像加V，粉丝不迷路，账号受保护，增加可信度。

2. 了解机制。快手、抖音都是算法推荐制，系统会综合相关数据对视频进行推荐，所以尽可能让播放、评论、点赞、转发来得更猛烈一些吧。

3. 内容制作。优先使用自己直拍的内容，保证画质清晰，注意创意和场景，先有脚本后拍摄。发布视频的时候要记得发医院名称的位置定位，这样用户看到视频可以点击定位到医院地理位置，吸引附近更多人关注，受众更精准。

在2020年这个不平凡的一年里，我们一点点摸索、一点点成长，取得了一些成绩，受到了大家的肯定，也收获了诚挚的批评和建议。在此，要再次感谢陕西中医药大学宣传部从我们建科以来所给予的长期关爱指导和鼎力支持。祝愿我们的陕中医宣传工作，线上线下如火如荼、大放异彩。

健康传播故事会：病毒和动物教会我的事

黄珊珊

南昌大学附属眼科医院

半个月前我开始休假，引起了同事间一阵恐慌。医院缺了宣传办照转，但我因为水痘请病假，全院都有我的"密接"。

水痘在折磨我之余，居然有回春副作用，熟人都说："你怎么这么大了还得水痘？你是小孩子吗？"怎样啦，人家小时候没得过嘛，再说我就告诉妈妈哦！

告状只会被嫌弃，我就是被亲妈传染的……一切要从6周前一场水痘带状疱疹病毒的活化说起。

撞上灰犀牛　健康传播治未病

我爸仿佛拿了倒霉男主剧本，我妈每次病情加重节点起皮疹、起水疱、爆发神经痛，他巧合的操作总能踩雷。不管门诊和住院医生澄清了多少次，病程发展跟我爸一点关系都没有，我妈都要念叨他的"三宗罪"。

距离我妈第一次神经痛，到确诊带状疱疹，早已错过了抗病毒治疗黄金期。在我们一家三口以往的生活经验中并没有带状疱疹这四个字，哪怕症状再典型，也无法往一个知识盲区的疾病上去想，更遑论做出正确处置。

然而，很多疾病可以看作是健康领域的"灰犀牛"。类似"黑天鹅"比喻小概率而影响巨大的事件，"灰犀牛"则比喻大概率且影响巨大的潜在危机，在爆发前已有迹象显现，但却被忽视。

中国50岁及以上人群每年新发带状疱疹病例约156万，且其发病率和严重程度随年龄增长而增长。接种疫苗是控制带状疱疹发病最有效的措施，但公众普遍对成人接种疫苗预防带状疱疹缺乏认知。跟熟人聊了一圈才发现，原来患过带状疱疹的人比想象中更多见。

我妈有诸如熬夜晚睡等不良生活习惯，免疫力弱，但一直信奉"平常体质差，不会得大病"，对于疾病、保健、预防的知识不了解，也不愿了解。一旦被潜伏在身体里的"灰犀牛"袭击，会猝不及防被撞翻在地。健康知识、健康生活方式的普及若能有效波及更多人群，让大家深刻认识到自己是健康第一责任人，重视身体给出的求救信号，第一时间找到专业医疗机构、医务人员，交由他们去判断、辨别，就能将风险降到最小，面对健康危机应对有序。

我妈已成为带状疱疹疫苗义务宣传员，并成功促使两位亲友接种疫苗。老姐妹现身说法，果然比子女念经管用一百倍。

孤岛进化鸟　健康传播看好病

劝说我妈就诊的过程，屡战屡败，屡败屡战，糖加大棒，都得凉凉。把催婚催生的劲都用在了拒绝去医院上，于是错过了治疗最佳时机。

长辈的固执你真的理解吗？试想你是一位不熟悉智能手机、独自去医院的老人，疫情防控期间扫码这一关就是拦路虎，年轻人操作很溜的线上挂号、缴费、查报告、获取大型综合医院复杂的路线等，这些都让老人晕头转向。如果再遇见耐心不足的医生，被三言两语打发，那种没有被认真对待、似乎成为拖累的挫败感会印刻在心里。我妈就总是说起首诊医生虽然正确但是不耐烦的回复，让她当时不敢再多问，像自己做错了事。对医院看病流程的陌生，加之既往刻板印象，医院在很多老人眼里是既花钱又遭罪的地方。

老年人在纷繁复杂的现代社会，逐渐被难以分辨的海量信息围困在孤岛上，快速变化的时代让他们力不从心。如同澳洲大陆由于"离群索居"的自然条件演化出许多独特甚至"呆萌"的物种，难以抵挡外来物种的威胁。比如数百种特有的鸟类，被移民者带去的壮大的野猫大肆捕猎，生存岌岌可危，动物保护组织不得不将鸟类迁移到隔离保护区，可它们不进化出避险能力也不是长久之计。那么如何让老年人好好看病？用好健康传播打造真正的老年人友好医院。

并不是咨询人员、志愿者等投入越多，医院就越友好了。我们可以尝试把"看病"作为一种常识和技能去普及、训练。作为患者，学会如何跟医生讲述病情，选择普诊或专家对应的情况，了解住院前的必要准备等；作为医院，把就诊流程标准化、智能化，如多项检查预约时间如何无缝衔接，让患者空腹、憋尿等准备更加合理；作为媒体，同步宣传就诊知识与健康知识，老人无论从电视、广播、户外媒体、手机等平台都能了解到去医院怎么挂号、自己的病医保能报销多少；作为技术方，运用大数据构建适用于老年人的使用习惯，让老年人安全、无负担享受到技术的便利，不让他们掉队，是整个社会的目标。如此一来，不仅仅是对老年人友好，全年龄友好，医务人员友好，医疗的良好生态惠及的是每一个人。

纠结流浪猫　健康传播去心病

打开20个论文网页的我瘫在床上，睁眼到凌晨4点。妈妈的手术方式究竟是不是最佳选择，让我做梦还在查文献，当初赶毕业论文都没这么拼。

哪怕术前谈话医生回答了所有疑问，哪怕向医生表明自己也算半个同行，回病房对我妈装淡定，自己内心却十分忐忑。诊疗专家共识上那么多治疗方式为什么选这种，有研究显示其他方法好像效果更好；是不是这种手术对于科室来说效益更大，这个高值耗材医保是否报销……我好歹对医疗行业有了解并且有一些获取信息的能力，仍然选择困难、揣测动机、害怕风险。

我突然想起路上偶遇邂逅的流浪猫，要是它们可怜巴巴望着我，会忍不住投喂。有些流浪猫会表现得非常分裂，一边小心翼翼靠近，发出亲人的喵喵叫，一边警惕着我递食物的手，威胁着哈气。它们仿佛在说：我想相信你。我可以相信你吗？

种种犹疑根源于信息不对称，医患之间的专业壁垒本就坚硬，沟通成本非常高。社会舆论中医患关系是热搜常客，容易成为争议焦点，线下线上此消彼长的对立态度也是客观事实。长期浸淫在极端化的媒体氛围中，家庭、学校、社会都缺乏生命教育，国民整体科学素养、健康素养亟待提高……多种因素复合，最终指向的是不对等、不信任、不接受——当医生给出一个数字描述手术成功率，患者又该抱着多少期待才算合情合理？

通过符合伦理、把握导向的正面宣传，利用纪录片、行业剧、综艺勾勒的生动形象，打破刻板印象，还原医学叙事中医患双方的本来面目，舆论场上的谣言与偏见更需要健康传播来正视听。于是那些理解的鸿沟，并不是真的难以跨越，只要相信并坚持。

疼痛科的病房时常传出哀嚎，也有悠扬的口琴声飘出。嘱咐卧床不听让医生很无奈，问到疼痛有没有缓解，回答"你长得帅听你的"逗笑查房一行人。健康传播的意义，或许就是让看病有尊严，让人间多温柔。

如何抵达医者之纯粹 之厚道 之天然
——关于"1+X"医学人文素养培训的一些思考

贺秋实

潍坊医学院生殖医院

"1+X"医学人文素养培训的缘起

宣传应向外发力还是向内收敛

在我刚接手医院宣传工作时，有些迷茫，医院的宣传到底是什么？要做什么？要怎么做？医院的宣传者，应该看到什么？记录什么？传播什么？有人告诉我，宣传嘛，就是要对外面讲，越"大声"越好，越多人听到越好，曾经有一段时间，我也不否认这种观点。你不让别人知道，那你做宣传还有什么用？

但是，有一天，我们医院的任春娥院长对我说："我不懂传播这个专业，我也不管其他地方是如何做宣传的，但是在我眼里，真正的宣传，不是你喊得越响亮越好，喊得再响，没人爱听，那就是噪音。如果你的内容正是人们想听的，即使不响亮，也会掷地有声直抵人心。所以我们做宣传，不要狂风暴雨般躁动，要如和风细雨般温润，不能只想着向外发力，而要苦练内功，有积淀，懂收敛。"

因此，我花了大量时间在各个科室、实验室轮岗体验，跟大夫们一起上班，一起问诊，一起讨论病历，不去刻意想我应该看到什么，记录什么，传播什么，只是遵从本心，去体验，去理解，去懂得。

医学人文的目光投向何方

一天中午，从胚胎实验室出来的张主任站在实验室狭长走廊的窗边驻足凝望，我起初以为他在思考什么沉重的问题，良久，他回身走向更衣室。我问他："你刚才站那么久，思考人生呢？"他笑了："我就是单纯地看外面树上的叶子，放空，什么也不想，这是一天中最享受的时刻。"

后来我知道，这是实验室人员的习惯。早出晚归披星戴月是他们的常态，长期处在恒温恒湿低氧避光的密闭空间，高度紧张的工作节奏让他们无暇放松。中午有限的休息时间，他们会从窗外感受四季变化，哪怕是单纯的放空，也能获得精神满足。这么多年了，仿佛窗外的植物也懂了他们的诉求。

张主任说，前几年，他特地申请了一个滴滴司机的身份，每天下班以后先接上两单，就为了找个机会跟人聊聊天，在这个生活了很久的城市转一转，看看它的发展和变化。他说，医生真的很忙，忙到会让人产生一种自卑感，尤其是他们这些常年处在实验室里的大夫，有时候出去跟人说句话，都觉得自己很无知。抛开实验室专业知识，自己就像个傻子一样。

那一刻，我突然意识到，我们一直追求医学人文关怀，我们的目光应投向何方？只去关注患者显然不够，医生群体的精神富足和心灵关怀同样需要重视。

从这个意义上讲，人文关怀不仅仅是从经济和道义上给予关怀，更重要的是在政治上、精神上充分实现人的价值。其中很重要的一点是要关心人的多方面、多层次的需要。不仅关心人物质层面的需要，更关心人精神文化层面的需要；不仅创造条件满足人的生存需要、享受需要，更着力于人的自我发展、自我完善需要的满足。于是，"1+X"医学人文素养培训的项目应运而生。围绕医学这一学科线索，开展传统文化、哲学思想、文学素养、艺术审美等课程，让医生遇见更多有趣的灵魂。

如何寻找水之源木之本

项目的概念形成了，如何界定医学人文素养？如何让素养课程形成一个逻辑自洽的课程体系？课程体系的设计是否有科学依据？是否符合医护需求？如何与医院文化和品牌建设有机结合？实施过程是否形成一个行之有效的方法论？这一切又成为新的问题。如果这些问题不解决，只是拍拍脑袋想当然，那么这个项目就可能成为无源之水、无本之木，只有碎片化的堆积，而没有持续发展的生命力。

鉴于"人文"是一个外延极其广博的概念，要想全面而又准确地描绘出医学人文素养培训的框架体系，是非常困难的。于是我们通过三步走的路径为医学人文素养培训寻找科学依据。

具体的途径至少有如下三种：其一，邀请来自医疗界和理论界的学者及不同行业的代表人士开展建设性的研讨，明辨是非，求同存异，凝练升华；其二，广泛了解国内外设置医学人文学科和专业的课程体系，研读中外医学人文专著、教材、期刊论文、研究报告等文献，挖掘其背后的真知灼见，构建一种多元化视角；最后，开展问卷调查，获取医护人员的需求，并结合不同行业领域开展的培训课程中，寻找最大公约数，概括出医学人文的课程框架。最终确立基础课程、提升课程、素养课程、拓展课程四维一体的医学人文素养培训体系，并力求课程之间逻辑上有关联，内容上又相互融通。

"1+X"医学人文素养培训的课程构建和实施

五位一体目标与五大融合模式

从项目创立之初，我们的理念就是医学人文素养培训不是单纯的教与学、讲课与听课。所以我们确立了构建知识体系、通过实践检验、形成多元思维、整合社会资源和兼顾成果转化的五位一体的目标。

要实现目标，就离不开一套行之有效的方法论的构建。于是我们通过基础理论与实践课程相融合；选修课程与社团模式相融合；医学资源与社会资源相融合；医学科普与人文素养相融合；文化活动与考核反馈相融合五大融合模式，打造出课程设计科学化、知识架构系统化、实施方式多元化的"1+X"医学人文素养培训，形成了从"选题设计、建设实施、宣传推广到评价反馈"于一体的闭环效应，打造了独特的文化建设品牌项目。

课程设置

1. 基础课程。医学人文素养培训的基础课程，是从跨学科视角考察和理解疾病与个体、群体和社会的互动关系，力求能从原理上解释医学的人文本质，破解医患关系、医学伦理、社会和法律难题。因此课程设置多以医学哲学、医学社会学、医事法学、卫生经济学、医学教育学、医学传播学、医学心理学等课程为基础。

基础理论为医学人文关怀实践提供了原理支撑、设置了具体的目标、路径和方法指引，主要邀请学界、理论界及高校的学者，开设医学人文大师课。线下授课条件不成熟时，院方会通过线上学习平台购买相关课程，通过集中收看视频的方式进行学习。

2. 实践课程。实践课程更像是从道到术的过渡，注重从理论到实践的转化，通过叙事医学的开展，让医生们循环开展叙事病历的写作、听说读写的练习；通过中英文读书会开展阅读课程，每期设置一个议题，围绕必读书目和选读书目进行主题讨论；通过影视赏析课，收看各类自然科学与人文科学纪录片以及与时代发展、国家命运相关的影视作品，力求培养多元化的认知思维，并把不同年代的事件与时代背景相结合去思考和论证；通过科普文章和音视频作品的创作课，提升医护人员的科普创作能力、表达沟通能力等。

医院把科普创作融入课程中，由医护人员独立创作制作科普图文音频视频作品，开展网络科普课堂及宣教演讲等活动；利用重大节日和宣传日开展科普讲座、在线答题等活动；借助媒体和公众号、互联网站等，开设医学科普专栏，大力开展医疗卫生科普知识宣传；开通"潍坊生殖"在线答疑系统，医护人员轮流解答患者疑问；与本地教育部门联合开展"开学第一课"，为百万家长进行健康教育讲座，在全国教育直播平台多次直播各类公益讲座课程，累计点击量近千万。

3. 选修课程。选修课注重个体化需求，通过问卷调查设计课程，分为传统文化、艺术素养、手工创作、体育健身四个系列，医院提供场地设备，整合社会资源开展师资培训合作，分别开设了传统文化（京剧、古琴、茶道、国画、书法、国学）；艺术素养（演讲、声乐（合唱）、舞蹈、器乐、油画）；手工手创（贴画、布艺创作、服装设计、插花）；体育健身（瑜伽、乒乓球、太极）的课程。考虑到医生工作的强度和时间的不确定性，通过自选与推荐，每人每周只选择一门选修课。通过社团化模式，组建了潍医生殖合唱队和艺术团，成立了绘画社、话剧社、演讲社、书法社、手创社等，社团内部不定期开展交流活动和排练，并与医院春晚、各项比赛及节庆文化活动结合，作为社团的汇报演出和成果展示。

4. 拓展课程。拓展课采用整合化的思维，整合社会资源，整合各项比赛，整合各类节庆活动和品牌文化活动，形成拓展类的课程内容。每月开展一次户外拓展团建活动，每年召开两次职工运动会，让医生通过户外团建和体育运动释放压力、强身健体、增强团队凝聚力。发起"医路同行健康相伴"公益惠民行社会实践活动，组织青年骨干成员，利用重大节日和宣传日，在基层教育部门、卫生健康委员会、中华全国妇女联合会等部门的协助下，分期分批走进校园、社区、农村、企业，开展健康讲座和义诊，逐渐成为本地的公益服务品牌。

与文明办、媒体及其他行业单位联合创建了"梦想双行线"志愿者服务队，团队成员包括医护人员、患者代表以及从各行各业和本地高校中遴选出的志愿者，定期开展志愿服务活动，借助专业特长和优质医疗资源，打造一支有温度、有担当的潍医生殖公益服务志愿者团队。

医院独立策划拍摄了全国首部生殖学科观察类行医纪录片《生命的敬畏》，大型访谈栏目《榜样的力量》以及公益形象片《诞生中的爱》《医路同行》《你心中的医生》《爱要大声说出来》《夜空中最亮的星》等微电影和MV，通过影像方式记录医生平凡生活，向社会传播和传递正能量。在喜马拉雅频道开设"遇见的人读懂的心"栏目，推广医师日记及医学人文作品，我们独立策划拍摄的各类科普短剧、MV、微电影、访谈及文艺节目得到了全国各大媒体的关注，点击量已经过千万。

我们希望通过这种方式让医生不仅参与公益，更要用立体的方式去体察社会与人。这个过程也让医护人员逐渐明白，没有人文的医学是冷冰冰的，是没有温度的，是没有灵魂的。

成果转化与评价反馈

关于素养课程是否应进行考核评价反馈，我们还是存在颇多争议。一方面，我们刻意远离功利主义和实用主义，渴望建立的是崇尚医学人文精神的理想国；但另一方面，认识论的规律决定项目实施需要经过实践检验，有评价反馈才有反观反省，通过更多的"镜中我"获得多元认知。从本质上讲，考核评价反馈只是一个工具，而并非归宿和结果。因此我们制定了每项课程的评价标准和成果转化形式，使得项目完成了闭环的最后一环。

"1+X" 医学人文素养培训的回归与走向

俗话说得好，"无风不起浪"，无风也不起航，如果大环境是技术主义，人文主义价值也就无处立足，医学人文教育也会无所作为。但如今国家推进医院高质量发展，倡导新文化建设，人文主义风声渐起，人文关怀风气渐浓，正是医学人文导入的上好时节，应该顺势而为，为而有励。

"1+X" 医学人文素养培训项目得益于人文环境的润泽，缘起于观察体验和顿悟。虽说实施过程中要遵从科学原则，构建行之有效的方法论，要有一定程度量化成果和考核反馈。但一如人文之神韵，其精妙之处绝不是靠外师造化的制度和规则，需内得心源方可与其泰然处之。

人常说"无规矩不成方圆"，人文领域却是"无条规定律自成气象"，所谓大道无痕，大象无形，大音唏嘘。医学人文大多是一些默会知识，譬如临床上如何识人，第一眼神如何传递接纳与信心，第一印象如何确立信任与支持，没有一定之规。因此在课程设计、实施和评价阶段，我们首要考虑的不是有什么用？可以转化什么成果。我们经常问的第一句话是：好玩吗？开心吗？有兴趣吗？这背后寻的是心源，是天性，是内驱力与好奇心。所谓但行前路，莫问前程，只问初心，无问西东。

医护成长的历程是从知到行再到悟道，要完成这个历程绝非易事。与自然科学主义的循证思路不同，医学人文的终极目标似乎无证可循，因此，医学人文素养培训的归宿也并非有具象的目标。若能在医者的人格修养中，抛开层层包裹，呈现医者之善良质朴的本心、本分、本人，抵达医者之纯粹、之厚道、之天然，我们的努力或许是值得的。

"小切口"大作用　健康传播有"心""机"

王俊苏

天津医科大学总医院

2021年是中国共产党建党100周年，也是国家"十四五"规划开局之年，对健康传播来说，更是媒体深度融合加快推进的关键之年。

应势而动　深度融合

在传承历史与开拓未来之时，健康传播更需要从多维视角去研判趋势，找准发展定位、做强做大自己。可以继续凭借政策驱动因势而谋，结合社会环境应势而动，在多方面、多维度、多系统化提升传播能力和效果。与2015

年"十三五"规划建议中"推动传统媒体和新兴媒体融合发展"的表述不同，中共中央发布的"十四五"规划和2035年远景目标的建议提出，推进媒体深度融合。由"推动"到"推进"，从"融合发展"到"深度融合"，国家政策成为传媒转型发展的重要推动力，正在从早期的物理形式的媒介融合向化学裂变的机构融合转变。公立医院的健康传播也是品牌宣传工作，无论医疗救治还是健康科普都体现公立医院的责任与使命。因此，对话5G时代，我们更需要坚守人民立场，坚持守正创新，形成"以患者为中心、以医务人员为核心"的"双心"健康文化，推动媒体融合，应势而上，主动作为，才能提高健康传播的引导力、影响力、公信力、传播力，迎接全媒体时代的挑战，打赢意识形态领域争夺战。

大处着眼、小处入手

传播语言要用"小切口"撬动大命题！健康传播迭代发展的同时，对短、平、快的健康传播作品浏览效果和传播速度提出了更高的要求。创意和表现也就成为健康传播工作流程中最关键的一环，因此，我们要善于从'小'切口呈现'大'视角，以小见大，形成让大众想看、让科普好看的作品，让时代巨变的气息"飞入寻常百姓家"，切身感知传播的力量。

"切口"这个词，我们经常这样把它推介给大家，"微创手术，小切口、出血少、康复快"，而在我们传播语言中，会介绍它"小切口发挥大作用"，"切口"的角度可以改变传播效果的深度和广度。那么何为"小切口"呢？其实我们并不陌生，这就是我们新闻上常用的"以小见大"。

以小见大，话"共情"

"以小见大"是新闻写作常用的一种表现手法，将日常工作、生活中发生的、具有典型意义的、体现党的方针政策的"小事"写成新闻稿件、制作出传播作品，多媒体分发后，给读者及受众人群以"共情"的感染力和影响力，深入人心。采编人员要搞好新闻报道，宣传好党委政府的政策方针，发挥内外舆论引导的作用，做到贴近基层、贴近生活、贴近受众，回答好、解决好"为了谁、依靠谁、我是谁"的问题，就必须要掌握这一新闻写作的方法。只有这样，才能"跟得上，深得进，导得正，引得快，鼓得足，走得稳"，才能在色彩斑斓的工作、生活中把握时代脉搏、感悟生活真谛，不断采写出富有时代气息的新闻佳作。"以小见大"的新闻写作方法也是采编人员增强和体现宗旨意识、水平意识、基层意识、结合意识、借力意识、创新意识、文风意识的重要武器，更是采编人员"走基层、转作风、改文风"活动的具体体现。

以"医师节"为例，工作和生活的每一天，发生着成千上万的小事。"医师节"是我们都要做的宣传推广，如何把"平凡的医者"形象深入百姓和网民？为什么有的宣传片能让全民转发？例如3分28秒的《医生的使命是披上战衣，奔向芸芸众生》腾讯医典推出的宣传片，2.3万的评论，10万+的转发和点赞，以"我是一件白大褂，讲述医生使命的自白"，巧妙、细微的拟人手法展现医生的工作和社会作用，诠释"白大褂的使命是为医生而生，医生的使命是披上我奔向芸芸众生"，最后以"医生誓言、致敬中国医师"结尾。还有例如利用关键字、典型人物串联的医者形象，精辟凝练"医者形象"天津医科大学总医院《我是医生》的宣传片，人民网、新华社、光明日报、学习强国、津云、天津电视台、地铁全线、网信办、文明办等转发，浏览量超过100万人次，其中新华社平台播放16万余次，医院公众号、抖音、视频号总浏览量约20万次。人民日报、四川省卫生健康宣传教育中心、四川泸州市人民医院联合出品的《不当医生那七天》，笑点、泪点轮番上阵，超燃、超炸、超好听！作品颠覆医生形象，"反套路"抛出全新命题：从医之路漫漫，我不当医生是否人生也灿烂？百变医生客串各行各业，却医者初心未变。致敬第4个中国医师节，泸州说唱医生再度出山！有人民日报新媒体的加持，画面精致、逻辑紧凑、制作精良、音乐节奏明快，给网民带来了新的惊喜。

这些都是我们学习和值得举一反三的实操性案例。

我们需要抓到闪耀着无穷无尽色彩的"小事"，写出读者及受众喜欢看、媒体喜欢转发的稿件，没了这些"小事"，我们也就失去了写作的源泉，就成了"墙上芦苇，头重脚轻根底浅；山间竹笋，嘴尖皮厚腹中空"。作为医宣人，健康传播的题材中，我们是旁证者，也是亲历者。我们要善于从身边小事中发现新闻，用小事例、小角度撬动大主题。

居高临下，小事有"全局"

这里所说的"居高临下""小事"也要用党的方针政策衡量一番，用全局观念掂量一番。报道一件历史文化，宣传医院文化、树立医院品牌，不妨暂缓动笔，先立足大的时代背景衡量对照一番，然后做出策划。一滴水也能折射阳光，小切口让新媒体作品更可感。在移动互联网时代，受众有着多元的信息获取方式。由人民日报新媒体发起的致敬改革开放40周年创意体验馆，结合40年来衣食住行经典场景，以"小切口、小视角"撬动时代大命题。改革开放40年的记忆成为可触碰、可感知的实体，让公众置身于历史中，体验历史的变迁。 不同于传统的关注"大成就""大历史"的宏观视角，创意体验馆创新地将关注视角聚焦于每一个国人的生活与成长、拼搏与奋斗之上。由此，我们要做一个院史馆、院史展、人物展等，是否也可以从不经意的细微处着手，从情景化场景解读历史成就，不以时间、历史阶段为轴，以多维度提炼内涵精要等，做出有设计、有故事、有情感、有逻辑的展示，如果能做到"形散神不散"则是最佳智慧。小切口的全景式更容易触达真感情和正能量，只有这样才能真正地获得受众、聚拢受众。当然，也不是任何一件小事都能成为有力的传播素材，要写成以小见大的新闻报道，需要有"众里寻他千百度"的精神。

标题金句，小科普有大道理

做科普要站在"健康中国"的战略上、"健康中国行动"的战队中，用全局的观念去洞察敏锐的健康话题。如何选题是科普传播效果好的决胜关键。把科普选题选准了，还要掌握传播技巧，因此自媒体时代，我们的医生除了要搞定医、教、研，查房、门诊、学术交流，发"SCI"闯"国自然"，现在还要多一项技能，就是搞好"自我品牌"，把自己塑造成"明星"，会发抖音、视频号。真的佩服医生这个职业，他是"全能型选手"。

科普选题对受众的吸引程度直接决定科普的传播速度。**如何反常识制造剧情张力、反套路科普常识、反逻辑辟谣误区？**悬念、矛盾、爆料、冲突、反转、颠覆是互联网语言的思维、是互联网传播的套路。因此，试问大家，众多信息中，给你一秒钟，你能看到什么？答案是"标题句"和"金句"。为什么有的科普这么"好看"？需要我们医者有挑**"战"**认知和打**"破"**常规的决心。

新华网曾有报道称，我国每年有250万人因用错药而损害健康，而导致这一切最根本的原因则是大众根本不了解最基本的医学知识。医生们空有一身高超的医术却不知如何传播？想要走出这样的困境，却又碍于医学知识"深奥复杂"，我们要换位思考，以比喻的手法"翻译"专业话术，站在大众的角度表述科普知识，了解受众需求和就医痛点。做科普、发公众号、做媒体专访、做科普节目，自问那些年我们也有一起踩过的"雷"。

健康信息不能带来启发——**增量信息额外获得**

传播不以受众为中心——**下笔如有神不如下笔如有人**

卖弄文采、讲究权威，不会"告白"常说"行话"——**陌生感、意外感**

人云亦云，说明文、教科书，内容没有细节——**有画面、代入感**

描述繁琐不简洁——**文短字要少、凝练又干脆**

在这里，重点提示的是：要学会"表达"，我们的医生因为工作性质，是科学派、严谨派，没问题。但只重视"表"而实现不到"达"，那就失去了意义。**做得好还得"说得好"，"服务心"是"表达好"的开门钥匙，所以"言值"很重要**。医生都在发短视频，可视化语言不仅有声音、还要有表情，对着镜头说话早已不是播音员的专属，要做到以下几点。

专属特色、个性表达。有自己的话术特点，形成个人名片。个性化的标签会从语言结构中体现出来。

逻辑顺畅、自然表达。演讲稿还是台词，好背不好背，一定"逻辑"说了算，把思维变成语言，声音随着内容而有情有感才会打动人。

沟通表述、娓娓道来。更多的人喜欢看"聊天式"的视频，不喜欢"说教式"，更愿意在网络上找寻"轻松"。

如何选题、做标题句

1. 爆款和热点是一对好"闺蜜"，及时切入热点更容易成爆款。

2. 选择话题关注高，覆盖目标人群广，能渗入多个圈层，形成多圈层传播。

3. 寻找情绪强的汇集点，激发高唤醒情绪。

4. 颠覆固有常识，说别人没说的，说和大众认知不一样的。

5. 从事件争议点上，或对立面上去找切入角度。

6. 寻找目标人群长期都关注的永恒热点话题，"月经式"痛点。

7. 满足强烈的好奇心，激起超出预期的满足感和分享欲。

8. 有价值、有深刻的见解，能为别人提供颅内高潮的新知。

巧"心机"有"人情味"

新时代传播要学会"讲"故事，"全能型"医者不仅有传播本领，还要有传播的"情商"和"媒商"，也就是有"心机"。"心机"就是故事走"心"，表达有味就是"人情味"。

2020年3月5日傍晚，在湖北省武汉大学人民医院东院，复旦大学附属中山医院支援湖北医疗队的刘凯在护送患者王欣做CT的途中停下，让住院近一个月的87岁老人欣赏久违的日落。后期，武汉解封，2020年9月4日医院又拍摄了一张对比图，取名"重逢"。这个"心机"确实感动了网友，因为有人情味、接地气。同时，这个小视角映衬着"敬佑生命、大爱无疆，人民群众对美好生活的向往"这一时代主题。

这张"落日余晖照"曾感动无数网友。正是巧妙地运用"小视角的切入，映衬抗疫那浓墨重彩的一笔"。这张照片的抓拍"心机"，恰恰就是踩在社会关切疫情的最高峰时段。

疫情爆发初期，钟南山院士"乘餐车去武汉"的照片曾在网络上热传。照片中，已经84岁高龄的钟南山院士夜以继日地奋战在一线，镜头记录下他乘高铁毅然赶赴疫情最为严重的武汉时的疲惫瞬间。这张照片一经发布，迅速引发全民关注，传递的是医者的担当和使命，平凡的样子往往就是不顾一切急速奔往生命一线的执着坚定。

2020年4月8日，在武汉站，G431次列车乘务员艾婷婷在发车前向乘客挥手。这是武汉市正式解除离汉离鄂通道管控措施后开往湖北省外的首趟始发列车。抓取的是首发的"时间点"，画面也是"挥手告别"的情景代入感。

当然，这张画面之所以传播广，画面的美还是要在这里点明一下，任何图片传达内涵时，还要记得"美感""舒服"，这是对图片美学的基本要求。用户产生内容，得草根者得天下。不一定多么高端或做成精致的海报，有记录性、纪实感、得人心、有共鸣就可以。例如90后"美小护"图片刊登在《新华每日电讯》头版，新华社记者记录下的瞬间同样是挥手告别，这张确是一张离别"回眸"的瞬间，口罩下年轻的面孔是"90后"的勇敢和担当。这也是时代背景下聚焦90后成长的一笔。

总而言之，列举的案例，都是从图片入手的"心机"，在这里也提示大家，图片是呈现成本较低、理解简单、表现直接的一种方式，只要有巧妙的"切入"角度，有深层次的"寓意"，一定会大放"异"彩，收获非同凡响的效果。

让我们努力成为有情怀、有担当、有特色、有专业精神的互联网健康传播人。用自己的传播之力汇聚成中国医师协会健康工作委员会的合力，传递科普知识、讲述医患故事、温润医患关系、塑造健康文化。

江湖论剑炉火纯青，破茧成蝶尽显芳华，期待下一个金牌讲师的你。

健康传播见证爱的奇迹

兰　天
南昌大学第二附属医院

硕士毕业离开大学校园，就步入医院的宣传部，在医疗系统常常听到一句话"生命是有奇迹的"，十余年的健康传播生涯，我更想说，生命是有奇迹，但是爱能创造奇迹的！健康传播就是一项挽救生命、传递大爱、创造奇迹的事业！而我有幸见证了一个个催人泪下的美丽故事。

2014年7月，我所工作的南昌大学第二附属医院紧跟时代潮流，在江西率先开设微信公众号，踏着微信红利的时代步伐，精准的健康传播定位，短短两年的时间就凝聚了百万粉丝，且连续多年被评为全国医院微信影响力十强。

初露锋芒："因为爱，延续爱"，为捐献者募捐20万元

2016年利用微信平台，我们首次为无偿捐献器官的果农募捐20万元。

故事的主人公是35岁来自贵州的文某，几年前来到江西南丰县承包了一

片橘园，一家人也随之安定下来。虽说不上富裕，但一家四口靠着橘园也能平淡维生。然而，就在2016年6月9日端午节当天下午，文某外出时不幸遭遇车祸。事故发生后，交警和急救车立即赶到现场，身受重伤的文某被送至南昌大学第二附属医院救治时已经脑死亡。在听取了遗体器官捐献协调员对遗体器官捐献相关法规的阐述后，仍然沉浸在悲痛之中的邱某经过思量后决定，愿意无偿捐献丈夫的心脏、肝脏、肾脏、肺、眼角膜等全部器官和组织，并签署了捐献同意书，她的捐赠让3个人的生命得到延续。

我们得知这个消息以后，用微信号发起呼吁文章，"【募捐接力】他无偿捐献器官，救活3条生命！请为他2个年幼的孩子献份爱心……"，把新闻的落脚点放在无偿捐献器官的果农挽救了3条生命，却留下一个1岁和一个7岁的孩子。设计了"因为爱，延续爱"金句，引起情感共鸣，设置了5天的募捐期，医院收到了20万元的善款。省内各大媒体相继报道，引发新闻热点，江西贵州商会、南昌青少年基金会都相继援助这个善良的家庭。

运营自己的新媒体平台第一次募捐，原计划能有5万元就很不错，团队小伙伴看到微信钱包里20万的数字，兴奋不已！这大大提升了团队的主观能动性，我们第一次意识到了新媒体的力量，意识到了我们努力做健康传播的力量！

医患和谐："汇聚爱、弘扬爱"，为患白血病急诊医生募捐60万元

无独有偶，故事的主人公刘某是南昌大学第二附属医院急诊科医生。2017年10月，刚刚45岁的他被确诊为急性白血病，面临无法承受的医疗费。当看到一位优秀的医生、救人者不能自救时，心底的悲凉大于无助。作为医宣人，应挺身而出，利用自己的媒介平台，汇聚爱、弘扬爱。

我们新媒体团队经验丰富，敏锐抓住一个冲突的故事，紧扣"救人者不能自救"的矛盾，用《他曾经救人无数，如今身患白血病》的标题引发情感共鸣。设计了一句点睛的金句，"昨天，他是您的救命恩人，今天，请您

救他一次了",叩开了无数人的心扉。传播技巧上,媒体矩阵发挥了关键作用,以百万粉丝的医院微信号加上省内主流新媒体的组合放大传播效应:3小时内,收到捐款5万元,3天36万元,一周60万元,微信后台无数条留言更是让人泪目。

这个策划不仅达到了募捐效果,更树立了医生良好的形象,汇聚了医患之间爱的暖流。此新闻策划还获得了江西新闻奖一等奖。原本判定以后无法工作的急诊科医生经过多方救治,于2020年已经重返医院体检中心岗位,他说爱是他坚持治疗恢复健康的全部源泉。

这几年里,我们将这股医患之间暖暖的爱持续传递,成功组织了多次募捐活动,累计金额数百万元,也挖掘了多起医患和谐的感人案例,传播医护良好形象,传递社会正能量。

我们没有盲目沉迷于成绩,意识到成绩的取得来源于环境,这几年处于新媒体的红利期,媒介载体日新月异,我们也必须紧跟时代步伐。

爱有奇迹:全国热议瘫痪女医生单指为患者公益服务8000小时

"命运以痛吻她,她却报之以歌。如今,遭遇不幸的她,一边与病魔抗争,一边以另一种方式坚守她的初心,延续医学梦想,回报社会大众。"2021年8月19日中国医师节之际,人民日报、新华社、人民网、江西日报、江西卫视均大篇幅报道南昌大学第二附属医院80后神经内科博士王某单指为患者公益服务8000小时的感人事迹。

2012年12月13日,怀孕4个月的王某大面积脑干出血,出现三分之二面积的横断损伤。由于病情严重,怀孕期间她也深受折磨,肚子里的孩子不断长大,她持续中枢性高热,体温40℃是常态,整个人不得不躺在铺满冰块的冰床上降温。2013年4月,她成功产下一名男婴,取名思源。然而,命运带给她第二次考验。孩子出生两周后,她第二次脑出血,直接瘫痪在床,不得不住院治疗,丈夫提出离婚,雪上加霜。

2014年下半年，出院后的王某无法正常起居，后遗症较多，在父母的帮助下，她慢慢开始康复训练。起初，肌肉萎缩、无法发力的她只能躺着，需要搀扶才能站立。6年多时间里，经过不断练习站立和踩脚架，如今，她可以坐上轮椅，借助器械站立了。

"我必须做点什么！"她曾陷入绝望与痛苦，但作为医生的责任感促使她不断自省。2016年，在家人的帮助下，她创建了"花甲论坛"，打造关注老年人健康的公益性科普论坛，网友可查询医学知识，免费进行医学咨询。"我现在不能够正常上班，只能够通过论坛来帮助更多的人。"在5年多，8000余个小时的精心维护下，目前该网站已有4124名会员，帖文7154条。然而，对于常年瘫痪、手脚萎缩、只有一只眼睛能看、右手一根手指能动的她来说，创建论坛远比想象的艰难。"打字很慢，最开始一分钟只能打两三个字，有时会花上两个小时来回复一名网友。"

为解决困难职工生活保障问题，我院成立了困难职工专项救助基金，每年进行补助保障。我们新媒体为她募集善款近15万元，她的事迹受到人民日报、新华社等国家级媒体广泛报道。医院还组织了志愿团队，单指变千指，开设"花甲论坛"微信号服务患者，更重要的是传承和延续崇德佑民、妙手仁心的医者精神。

我做健康传播的十年，见证了一个个爱的奇迹，也努力用健康传播渠道去延续爱，汇聚爱，弘扬爱。同时我们也意识到，要努力创新，微信的红利期在衰退，直播和视频平台兴起，如何在媒介更替的时代浪潮中创新进步，顺应时代，运营好传播平台，依旧是一名健康传播人不变的课题。

未来之路，我们相信，任凭传播多元化，但爱永恒！

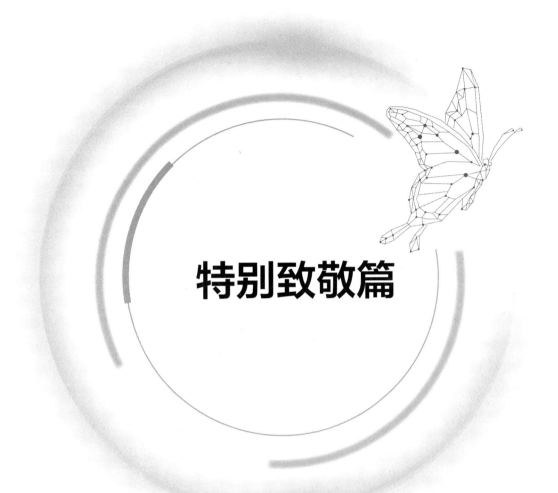

特别致敬篇

5G时代健康传播的迭代

刘哲峰 ——————————————————————

中国医师协会健康传播工作委常务副主任委员

　　蔓延全球的新冠肺炎疫情爆发以来，在党和政府的坚强正确领导下，成万上亿的"逆行者"与疫情和病魔展开了艰苦卓绝的斗争，取得了全民抗疫的胜利成果。这是"疫情"与"舆情"、"线下"与"线上"反复博弈、不断交织、互相影响的过程。在此期间，围绕已有的健康传播实践认知，我们边干边学习、边干边思考、边干边总结，从最初健康传播四个维度，既"健康知识科普、健康政策解读、健康事件报道、健康人物塑造"，又扩展增加了"健康信息导航、健康文化浸润"两个新的维度。

　　2020年初，新冠肺炎疫情遭遇战打响。面对网络上每天流传的谣言和公众获取真相的急迫，健康传播工作委员会主任委员、常委们迅速形成一致意见，立即开辟"线上"第二战场，率先组建起"健康传播抗疫紧急战队"。战队分成总协调、科普辟谣、舆情指导、基层指导、形象传播等十个工作组，创新"云"工作模式协同作战。中央网信办网评局、国家卫生健康委员会宣传司、中国医师协会有关负责人指导总协调组工作，中央指导组新闻发布工作随行专家、中国传媒大学政府与公共事务学院院长董关鹏担任传播专家组组长，北京大学人民医院张海澄教授担任医学专家组组长。战队以总协调、核心组长、骨干队员分层分级的模式开展工作，坚持统一部署、分工协作，确保组织管理有序、落实执行高效。

　　《传染病防治法》和《基本医疗卫生与健康促进法》规定了公民在传染病防治中的责任义务，要求国家建立健康教育制度，提高公民的健康素养。《突发公共卫生事件应急条例》强调加强公众突发事件应急知识教育，增强防范意识和应对能力。这些法律规定了在传染病防治中相关机构及人员的法律责任，也为健康传播工作委员会提供了重要的法律遵循。

健康知识科普

健康知识科普就是用公众能听懂的语言来普及医学知识，与伪科学、伪科普、伪养生作斗争，用权威信息挤压、抵制谣言的滋生空间。健康传播工作委员会坚持以科普引导公众合理就医，还原医疗的专业性、真实性和局限性，直面死亡的残酷性，拒绝高精尖、奇迹式、逆人伦和反常识的宣传，将公众对医疗的期望值降低至合理区间，提升公众医学素养，改善人们就医习惯，引导健康生活方式，营造和谐医患环境、构建全民健康社会。

在疫情防控和健康科普中，公众既是接受者，也是参与主体。世界卫生组织指出，当重大传染病疫情发生社区传播时，向公众提供症状辨别、求诊指南等防控指导信息，是公共卫生系统的重要措施之一。加强与公众沟通，强化信息披露，调动公众自我防护、积极参与主动配合政府的防控措施，这对有效遏制疫情传播至关重要。

突发公共卫生事件特点之一就是引发不同程度的社会恐慌。及时、科学、实用的健康科普，对稳定公众情绪、采取防控行为作用重大。公共健康是涉及医学、生物学、心理学多学科的专业知识，由于受教育程度和健康素养水平不尽相同，就会导致公众对医学词汇和专业术语理解的差异。因此，传播过程中需要从业者打破知识壁垒、降低理解门槛，了解传播对象的多样性和复杂性，有针对性地进行传播。

2020年新冠肺炎疫情爆发初期，防疫知识和健康信息鱼龙混杂。由百名医学科普大咖组成的紧急战队科普组，发挥强大"自媒体基因"，与各种传言做针锋相对的辟谣，每日定时发布科普关键词和辟谣关键词，及时充实网络空间的科普内容，保障健康科普信息集中发力，共生产原创科普作品11500余篇，传播总量达到120多亿。科普组利用权威科普内容，联合安心卡通、淮秀帮、我是演说家等专业团队，推出了动漫、脱口秀、配音秀、相声多种形式；联合腾讯、快手大流量平台共同发布《一图读懂实用防治指南》

《出返程开工指南》《疫情时期儿童防护漫画长图》。我们还非常注重短视频传播功效，与快手、抖音、央视频等平台合作，发布一线抗疫、权威辟谣、防护科普视频8126条，战队成员直播形式的科普流量达到177亿人次，这都为稳定公众情绪起到了积极作用。

健康传播工作委员会联合中国互联网联合辟谣平台、腾讯较真平台组成联合辟谣中心，实现实时动态辟谣，从源头上快速、有效遏制互联网谣言。例如，当线下出现哄抢双黄连口服液时，动态辟谣有效地劝阻了群众的盲目行为；当出现气溶胶病毒传播信息引发公众恐慌时，及时辟谣稳定公众情绪。2020年3月，共计发布辟谣信息520余篇，PV达到6.8亿，UV达到3.12亿。工作中，辟谣组和科普组形成强大联动，每日公布辟谣关键词，用医学科普和聚合力量广泛传播，极大挤压了谣言空间。同时，健康传播工作委员会积极将"惩前毖后"与"容错机制"相结合，对一些因跨专业和引用信源不严谨而误导公众的医疗自媒体批评教育，并主动引导到战斗组织中来，接受总协调组每日科普核心词推荐，从而降低了"专业谣言"在医疗群体内滋生的概率。

健康政策解读

好的健康政策需要好的解读，没有好的解读，即便好的政策也会出现误解误读，降低受众的获得感，干扰政策的落实。早在2020年2月初，国务院联防联控机制率先通过新闻发布会制度定期发布疫情信息、自我防护方法和防控政策措施以及密切接触者追踪信息。截至2020年5月1日，已经召开了100期新闻发布会。除转载官方内容外，各大媒体还深度采访了有关专家，报道防控政策和最新进展。在及时普及疫情防控知识，增加公众"四早"意识，舒缓心理压力，提升卫生素养和自救互救能力方面，政府的权威发布和媒体的广泛传播都发挥了重要作用。

为配合政府权威解读，健康传播工作委员会发动2000多名会员单位和各自平台积极转发、扩大声势；指派专家库成员撰写相关解读文章，结合医学、法律专业知识，用通俗易懂的语言为公众解读。由于疫情早期事态发展瞬息万变，社会心态情绪极其复杂，政策解读和舆论引导压力巨大，健康传播工作委员会紧急组建了舆情指导组，聚合起了新闻发言人、健康传播专家、网络大V、资深评论员、法律工作者、新媒体工作者等国内顶尖舆情专家，实现了跨行业互补。舆情指导组严把政治关，遵守客观、理性、专业、严谨的原则，每日向国务院联防联控机制工作组、中央指导组武汉前线指挥部、国家卫生健康委员会宣传司上报政策解读建议和舆情分析，对舆情发展走势和政策解读方式都发挥了必要的智库作用。其中如征用宾馆、党校隔离轻症患者、为病逝患者尽快实施病理解剖、追授牺牲医护人员为烈士、方舱医院成立临时病友党组织、科技抗疫、呼吁高度重视黄冈孝感疫情、李文亮医生逝世悼念、完善诊治流程集中隔离观察出院患者、关于武汉流浪人口的管理和使用等多项建议得以实施。就黄冈孝感疫情等一些重大突发事件形成专报，发出了专业理性的声音。舆情组专家们密切关注新冠肺炎疫情舆情发展态势，耗尽心血撰写出了近20万字的真知灼见。这些幕后英雄应该被大家所记住，他们是舆情处置指导组组长、深圳市政协副秘书长刘丽萍，中国传媒大学媒介与公共事务研究院院长、全国新型冠状病毒肺炎专家组成员、国防部新闻局原局长、新闻发言人杨宇军，中国互联网发展基金会副秘书长彭锋，中国医师协会健康传播工作委员会常务副主任委员邓利强，中国医师协会健康传播工作委员会常务副主任委员兼秘书长、南通大学附属医院党委宣传部部长施琳玲，南开大学继续教育学院副院长孙涛，媒商实验室首席专家李颖，北京天宝正和科技舆情专家邹维，《羊城晚报》前医疗线记者王普，华北水利水电大学党委宣传部长、知名大V费昕，医法汇医事法律团队创始人张勇，中华环保联合会副主席、北京市环保局原新闻发言人杜少中（知名大V巴松狼王），中青华云副总张荣辉，广东省肇庆市公安局二级高级警长陈永博，广东共青团黄金时代杂志社总经理曾煜，广东警官学院公共管理系副教授刘海中，中国传媒大学教授、国际新闻研究所所长刘笑盈，深圳市贸促委副巡视员、察哈尔学会国际关系研究委高级研究员刘星，辽宁省互联网协会全媒体工作委员会副会长韩东，重庆市舆情专家、湖北省网络正能量工作室领办人崔紫剑，云润大数据公司副总裁刘艺，中国应急管理学会舆情专委会秘书长、原新华网舆情监测分析中心主任段赛民，察哈尔学会副会长、欧美同学会东南亚分会副会长周虎城，辽宁公安厅特级教官赵黎，中国传媒大学媒介与公共事务研究院副院长邵颖波，昆明医科大学附属口腔医院感控办主任、自媒体"漫谈医管"邹新春等。

健康事件报道

新冠肺炎疫情爆发处在5G时代信息的大变革期，健康传播工作面临全新挑战。疫情爆发初期，事实与真相还没有真正搞清楚，社会治理和信息披露能力尚未跟上，主流媒体也没反应过来，造成疫情与舆情共同发作，大量混乱信息直接传导到现实生活之中，引发一系列连锁反应。当时，互联网和舆论圈里造谣传谣者有之，迷茫者求助者有之，愤怒者批评者有之，甚至出现了地域歧视和人身攻击。在自媒体多平台、多形态众声喧哗下，如何引导各类发布平台坚持新闻原则、还原事实真相，坚守医学伦理、依照科学行事，就成了我们的使命所在。

健康传播工作委员会迅速组织专家，围绕传播目标（疫情核心信息、防控措施、治疗进度及方案、个人防护、谣言甄别、心理疏导、影响评估、走势研判）及重点人群（城市集中居住者、农村居民、老年人、孕产妇、儿童、医护人员、复工复产人员、慢性病患者、社区工作者及志愿者、境外归国人员），研究、撰写、发布了四版《疫情期间健康传播指南》（简称《指南》）。强化真实性、科学性、专业性、针对性、前瞻性和情感性原则，提醒健康传播过程中的隐私权等、口径一致、避免歧视和污名化、抵制过度渲染、采访尊重、求证不足、避免"高级黑""低级红"、极端个案剥离、国内外传播区分、补足境外归国人员信息差。《指南》提出媒体和信息发布人应遵循的基础方法和途径，多重信源、反复求证，换位思考、故事取胜，把握尺度、有限紧张，争取共赢。将科普知识场景化、精准传播让知识"找"

人，建立权威专家资源库，构建丰富信息网络。根据疫情防控的阶段性传播要求，《指南》分别在2020年1月27日疫情防控紧张阶段、2月4日复工前夕及居家隔离延长、2月19日各地陆续复产复工、3月23日全球疫情不断升级的重要时间节点进行了及时更新，第一时间分发至2953位成员和健康传播者，发挥了积极的引领作用。

健康传播工作委员会还邀请21位知名健康传播学者、医学伦理专家，发布了《疫情期间的健康传播伦理共识》，全网近3万人参与了共识接力。《中国医学伦理学》杂志首发，当月知网下载就有1935次；针对公众风险认知、行为改变和心理情绪影响，我们组织了三次网上问卷调查，3万多受众参与。调查报告客观评价健康传播的社会效果，《中国青年报》、腾讯全媒派、传媒茶话会等平台对调查做了专题解读。

健康人物塑造

据报道，2020年、2021年应届考生中填报医学院的比例较往年有大幅提升。这是政府主管部门、医疗行业和公共媒体营造尊医重卫舆论氛围长尾效应的集中显现，更是全社会对于抗疫过程中"白衣天使"和"逆行英雄"两个超强IP的高度认可。无论是钟南山、张伯礼、李兰娟等国家级权威专家，还是勇敢逆行的普通医护人员，他们都是健康传播领域的宝贵财富，极大丰富、扩展了健康人物塑造的空间。也为《了不起的儿科医生》《在一起》《最美逆行者》《中国医生》等健康传播工作委员会参与的医疗和抗疫题材的影视剧、舞台话剧等文艺作品提供了无穷的素材源泉。

在湖北危难时刻，全国有4.26万名医护人员挺身而出奔赴一线，彰显了医护工作者的责任担当和舍我大爱。围绕这一历史事件和传播契机，健康传播工作委员会联合健康中国新媒体平台推出"致敬最美逆行者"特别活动，在全网开发了首个"致敬最美逆行者"小程序，用DIY创意方式绘制全网英雄图谱。到2020年3月23日，小程序访问次数累计8953826人次，以"云端"模式发送勋章731361枚，生成个性化海报315576张，刊发日记及事迹5299

篇，英雄形象和故事在小程序上被永远定格。甄选其中部分图片故事，出版的《致敬最美逆行者》成为新媒体共创内容、反哺传统出版物的典型范例。健康传播工作委员会通过学习强国号、头条号、快手号、抖音号、央视频号等，发动工作委员会成员每日推出一线战疫报道，仅3月份就发布500余篇，日总流量约为4.5亿，其中《2.14你是最美的未婚妻》最高达到4578.8万。

2021年1月30日18时，健康传播工作委员会策划的新年公益演讲《生命的微光》在全网直播。9位讲述人有逆行的白衣战士、新冠肺炎患者、一线采访记者、流量博主、健康传播达人等。东南大学附属中大医院副院长、著名重症医学专家黄英姿是离死神最近的人，经历"黄石一战"的她说不放弃任何一个患者，你得给我守住；战胜新冠再赴一线的武汉医者周宁用"话疗"唤起患者的求生欲，把生命的阳光带给同伴；写下《武汉女孩阿念日记》的"火神山女孩"阿念，讲述了和奶奶相处的最后日子，传递着勇敢和无畏；奋力抗癌、活成光芒的江苏省人民医院泌尿外科医生秦超带来的歌曲《梦想清单》深入人心；用脚丈量土地的旅行博主房琪高喊"我是房琪，不放弃！"，用励志故事激人奋进；《解放日报》一线记者赖鑫琳深入"红区"，用数万张照片记录疫情下的生命微光；北京协和医学院博士后朱灏宇多次挺身而出救人，其父亲则是当年吉林省赴汶川救援队队长；扬州大学附属医院"江苏小可爱"护士李娟娟在抗疫战场上凸显着90后的担当；南通大学附属医院宣传部部长施琳玲讲述了一台来不及签字的抢救和一幅用生命绣完的《国粹》故事，击中无数人泪点。

这届《生命的微光》从开始筹划到上线播出只用了44天，幕后团队为之付出了巨大心血和艰苦努力。央视频、人民日报客户端、腾讯新闻等13个平台同步直播，总观看人数达到350万，仅微博阅读量就已破亿。"生命至上、无上荣光"，生命与健康是社会的共同命题。健康传播工作委员会要将这档人文类演讲节目继续办下去，让更多用生命谱写故事的人走上舞台，用鲜活的故事汇聚起生命的力量。

健康信息导航

在日常就医中，患者诉病较多的话题就是"导医"。得了病该到哪家医院去看？医院怎么走？找哪个科室哪位医生？几点合适？哪里取药？怎么复查？某些互联网平台正是依靠"寻医问药"发展成行业巨头，在某些导航平台也发生过正规医院被山寨医院抢注的事件。患者的交通、沟通、候诊成本导致医从性不高，直至引发医患矛盾，这些都是导医信息供给不足或不准的结果。

国家医改的根本思路就是以分级诊疗为主要抓手，着力解决"得什么病该到哪里看"的信息导航问题。我尝试提出健康信息导航的概念，宏观包括公众对准确健康知识的获取途径指引（搜索引擎占很大比重）、各类医疗机构的抵达信息（位置、接诊和预约）、不同病种就诊的导引（社区家庭医生和全科医生的分诊职能）等，微观包括院内楼宇科室导航、院内就诊信息准确到达和医生与患者之间信息反馈等。总原则是从需求侧（患者和亚健康人群）出发，设计完整准确、便捷可控的健康信息供给方式和途径，像雷达反射波一样，更强调健康信息准确有效到达和到达后的人群反馈。

中日友好医院党委书记宋树立是健康传播工作委员会创始人之一。在第二届蝴蝶学院金牌讲师特训营上，她讲述了一个故事。某个周日，宋书记在院门口遇到一位焦急的老太太，独自从密云长途赶来提交便检样本，却忘了接诊医生姓名和联络电话，也忘了该交到哪里。宋书记疑虑按惯例，医院周末是不接受检验样品的，是否老太太记错了时间。经调查了解，原来老人的接诊医生考虑到患者居住地较远，为了不影响后续治疗，破例约好在周末收取样本，此刻正在诊室，但也因没有老太太的联系方式而焦急等待。这件事引发了我们关于医院与患者沟通是否有效到达的思考，故事本身也提示了健康信息导航的重要性和必要性。

2020年1月底，全国抗疫形势异常严峻。百姓面对五花八门的导医信息，却无法判断哪些真哪些假。人们都在打听，如何购买和使用防护用品，什么情况要去医院就诊，到药店购买药品的要求是什么，最近的发热门诊在哪里？彼时还发生多起小诊所违规接诊发热患者导致的传染。健康传播工作委员会立即委托广东分盟新媒体技术团队，用24个小时搭建了"战疫"全媒体平台，1月24日正式上线成为全网最早推出的全媒体产品。平台联合21家互联网机构，特设头条热点、一线防控战报、疫情防控线索征集、致敬最美逆行者、央视频疫情直播、腾讯较真辟谣、有来科普专题、微医公益问诊、患者同行程查询、捐赠需求汇总、发热定点医院、防护产品企业查询、24小时心理咨询、疫情防护语音专辑、学而思停课不停学、蔬菜合作社查询、资源共享专区、医师服务平台、众志成城智能防疫、权威政策解读等21大专栏，一时成为全网信息和服务超强聚合平台。它以互联网为平台，以网民关心内容为导向，按照各平台不同特点，为疫情防控提供信息输出和多种服务，是实现打赢疫情阻击战、发挥健康信息导航的一次有效尝试。

健康文化浸润

文化，文而化之，如春风化雨，不知不觉，浸润天地。这场新冠肺炎疫情已经深刻地改变了人们的生活方式乃至思维方式，戴口罩、勤洗手、多通风、保持社交距离，使用公筷、分餐制、不吃野生动物、垃圾分类、绿色出行、增强保健防疫意识、提倡健康生活方式……这些都是全民抗击疫情带来的健康文化冲击和调整，这也正是健康文化活动、文化产品在社会级别的持续浸润、熏陶的结果。新冠肺炎疫情期间，恰逢媒介环境4G与5G交替的"临界区"，无论健康传播介质、传播形式还是传播内容都发生着深刻转型，未来这些变化甚至可以上升到文化层面予以界定。健康文化普及紧跟时代的转变，也正是健康传播工作委员会的终极使命。

在疫情防控健康文化领域，健康传播工作委员会策划组织开展了一系列颇具代表性的活动，用健康文化营造传递爱的氛围，在爱的传递中坚定抗疫信心，为社会舆论融入更多暖色调，坚定全民必胜的决心。

发动文化明星开展公益宣传。健康传播工作委员会与《中国家庭报》、中国广告协会联合推出百名明星防控疫情公益海报和公益科普视频，"龙抬头"和"巾帼英雄，点亮中国"系列海报，在全国百万个重点场所广告大屏播放。联合今日头条推出了"戴口罩拜年"特别活动，19万人参与讨论，9亿阅读量。与国家卫生健康委员会卫生健康文化推广平台、腾讯微视联合推出"洗手舞"大赛，以喜闻乐见的形式倡导"以指尖之力"播撒正能量。

举办形式新颖的"互联网晚会"。白衣逆行执甲，适逢元宵佳节。抗击新冠肺炎疫情需要技术力量，更需要"强信心、暖人心、聚民心"的文化浸润。健康传播工作委员会运用"云模式"，48小时内紧急筹备并圆满完成了"医无反顾 战疫时刻"致敬白衣勇士2020年元宵节网络直播，发动天南海北的白衣天使们联合传递一碗热腾腾的元宵，送给武汉一线的战友。发动各地会员出节目、做视频、直播连线、现场采访、用诗歌和歌曲送去给战友的支持和祈福。快手通过6路90分钟精彩直播，人民日报、人民网、中国新闻网观看人数达到1307.4万，点赞数达到1973.4万。《瞭望智库》专门刊文认为，健康传播工作委员会在48小时之内完成了一场链接全国各大城市救援医院的精彩互联网晚会，不仅刷新了史上晚会筹备记录，更是一次集创意、行动、力量的特别行动。网友隔空点赞的背后是同舟共济的壮举，是众志成城的信念。2020年3月16日，健康传播工作委员会决定举办"3·15+E云打假"健康科普网络晚会，29小时完成各项工作，再次刷新了筹备纪录，快手和腾讯新闻2大平台、3个主会场、5个分会场的多链路模式播出，总观看人数达527.4万。"3·15+E云打假"晚会上，联合发布了健康饮食类和科学防护类《疫情期间健康类十大谣言榜单》，得到新华社、中国网的聚焦报道。

开展各类线上文化活动。联合今日头条发起"2020春节医路守护话题"，讨论数7.3万，阅读数5亿；与快手发起"健康守护者 假期我值班"线上活动，收集到1569条作品，观看总数超过14.1亿次；联合快手启动"医"无反顾、战"疫"时刻话题，征集短视频作品1500余部，总播放量近10亿人次；与中国家庭报联合推出"致敬最美逆行者"公益视频；与国资小新推出"捐献血浆倡议"、与抖音等联合启动"战胜疫情dou行动"；与轻松筹联合推出

"致敬最美逆行者"特别策划，为500名出征队员微信群连线央视名主播；与一批青年艺术家联合推出"抗疫战士画像"油画海报系列，每日推出"抗疫日记"海报。

举办各类线下公益活动。与微博、中国红十字基金会开展"益起关爱抗疫女神"公益行动，为援鄂一线医疗队员和基层医疗机构赠送13600余份洗护用品和其他公益物资；紧急战队成员利用自身的网络传播力量，自发在海内外进行N95口罩、防护服等物资筹集；联合微博、河北慈善联合基金会发起"关爱医护基金"，募集善款500万元，捐款人次148131。针对基层医疗机构和医务人员防控知识不专业、不扎实的现实，由基层指导组领衔开展"云模式"培训课程，结合基层所急所需进行课程设置。为扩大培训效果，联合中国科协、中国科技网等10多个平台推出25期"基层健康传播能力提升工程"公益培训，总浏览量8750万。根据中央赴湖北省指导组防控组指南，录制视频教程和系列科普动漫，在战疫全媒体平台设置高清下载专区，给基层学习带来更多便利。

以上6个维度是健康传播工作委员会的一些工作脉络，也是我长期以来的思考。我还希望构架起第7个维度，顺应全球疫情发展的变化而生，暂且叫"国际健康传播"。按照中央加强和改进国际传播的要求，讲好中国故事，传播好中国声音，展示真实、立体、全面的中国，提升我国的国际话语权和影响力。病毒无国界，传播无国界，国内疫情防控取得了阶段性胜利，但全球抗疫形势堪忧。新冠肺炎疫情期间，健康传播工作委员会鼓励会员与国外的同行交流抗疫经验，做了不少国际传播和展示中国抗疫正面形象的工作。组织专业媒体针对国际上歪曲我国抗疫成就的声音，尤其是有关病毒溯源的恶意企图针锋相对予以反驳。接下来，健康传播工作委员会可以借鉴更多国际流行的传播方式开展工作，比如举办TED演讲，健康传播工作委员会举办的公益演讲《生命的微光》就得到了国务院新闻办的高度认可；比如开展民意调查，我们可以发起民调、联名、投票的方式呼吁关注病毒早期在欧美流行的真相，比如制作CG漫画，中国漫画师"乌合麒麟"是近年来国际传播异军突起的亮点，健康传播工作委员会也有像"小林漫画"这样的顶级专家；比如RAP、rock and roll等音乐形式，用全世界青年人喜欢的节奏和方式讲述中国白衣天使的故事，我们已经有泸州医院陈小敏这样的网红高手；比如充分利用学术交流，学术无国界，但也经常成为国际话语权争夺的地盘，甚至成为敌对势力攻击诋毁和舆论倒灌的渠道，我们应该发扬健康传播工作委员会专家学术层次高、懂传播的优势，撰写学术论文以正视听；比如利用互联网视频会议平台，健康传播工作委员会在成功举办多场互联网晚会的经验基础上，完全可以依托互联网召开国际健康传播的交流盛会，网聚全世界的健康传播同行，共同服务于人类命运共同体；比如发动援外医疗队员通过移动手机端讲述生命的故事、通过世界华人医师协会邀请旅居国外的华人医生和各国各种族医生讲述生命的故事，等等。第7个维度还需要发展、磨炼，希望更多健康传播工作委员会的战友们能够继续参与讨论和构建。

从健康传播的几个维度，看健康传播工作委员会紧急战队在抗疫中的表现，有很多值得总结的地方。一是创新拓展云模式。健康传播工作委员会的成长基因有着强大的新媒体编码。在抗疫中充分而娴熟地运用的"云模式"打破了疫情带来的地域困境和人员困境，让健康科普有效传递给目标受众，让党和政府的关怀温暖聚合在人民群众和一线医护的指尖心尖。二是高效运作赢时间。抗击新冠肺炎疫情是在和病毒争抢时间、争抢生命。两个多月里，紧急战队始终保持"紧急"状态，24小时在线战斗。突破一次次时间极限，彰显出了健康传播者的信心，为健康传播工作互联网效率树立了标杆、提供了标准。三是专业把持强内容。紧急战队充分依托健康传播工作委员会的专家力量，坚持生命至上、人民至上的职业操守，将大量优质科普内容生产贯穿于抗疫全过程，保障专业性内容供应充足，成为阻击疫情强有力的专业力量。四是融合发力得人心。紧急战队充分发挥互联网"融合之力"，来自全国各地各行业各专业可爱可敬的成员、盟友、专家、志愿者们甚至彼此都未曾谋面，但始终保持高昂的斗志，不计得失、忘我付出，这些工作和成绩应当被记住，成为我们继续前行的宝贵财富和力量！

附　蝴蝶学院简介

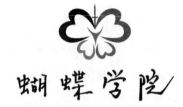

为互联网而生，为健康中国而来

蝴蝶学院
——全国健康传播人才孵化基地——

一、基本概况

蝴蝶学院为中国医师协会健康传播工作委员会于2018年发起创建的新型培训共享平台和健康传播智库，致力于开展健康传播新媒体人才的培育孵化与健康传播领域的研究。蝴蝶学院由国家卫生健康委员会宣传司指导，中国医师协会健康传播工作委员会和中国传媒大学媒介与公共事务研究院共同打造运维。

蝴蝶学院作为互联网+时代的创新型培训共享平台，秉承"开放、平等、共享"的互联网精神，聚合了一批有情怀、有个性、有专业精神、活跃在互联网上的健康传播人，总粉丝数达到亿级。蝴蝶学院建有"线上"与"线下"的双轨培训体系，建成"蝶代"科技赋能平台。

蝴蝶学院以1个联合总基地、1个联合研究中心、2个创新基地、22个实训基地为依托，已形成辐射全国的二级培训体系和线下实训网络，成为健康传播充电进阶的必选之地。

蝴蝶学院发起的"彩蝶孵化计划"，集"孵化人才、挖掘人才、聚合人才"三者为一体，成功举办两届全国健康传播金牌讲师大赛暨蝴蝶学院品牌特训营，经特训后的金牌讲师活跃在各大新媒体平台，成为健康传播领军人物，单平台的最高粉丝量已突破2000万。每年与各大新媒体平台联手合作的项目流量超过10亿。

金牌讲师先后受邀为清华大学"一带一路"卫生官员培训班、新疆医学会、广西壮族自治区科普技能大赛等授课、提供专家指导，并承担国家卫生健康委员会宣传司健康类新媒体人才培训教材的开发工作。蝴蝶学院推出的"基层健康传播能力提升工程"于2019年11月全面启动，布点全国的实训基地以双选方式牵手国家级贫困县医疗机构，线上授课总流量超过5亿。

蝴蝶学院培养健康类新媒体人才的创新模式得到了央视主持人白岩松的高度赞赏。2020年12月，白岩松专程赶赴蝴蝶学院创始地江苏南通做了《2020话健康》专题演讲。战疫期间，蝴蝶学院孵化的金牌讲师成为"中国医师协会健康传播工作委战疫紧急战队"主力军，国家卫生健康委员会宣传司赞誉其为"在融媒体时代重大突发公共卫生事件中健康传播中的引领典范"。中国医师协会专门为蝴蝶学院成员颁发带有独立编号的感谢状。

二、品牌项目

【蝴蝶学院品牌特训营】

一年一度的蝴蝶学院品牌特训营暨全国健康传播金牌讲师大赛在健康传播领域极具盛名。首届大赛就创下N个"第一"，第一次聚合三大部委新闻发言人登上讲台，第一次采用"以培代赛、以赛代培"的创新模式，第一次将综艺节目的艺术元素融入健康传播大赛，第一个在《国务院关于实施健康中国行动的意见》出台后举办的高规格专项特训。大赛引起健康传播界的极大关注，学员在特训下完美蜕变，目前国内健康类短视频平台第一人就由蝴蝶学院成功孵化，个人粉丝数已超2000万。第二届全国健康传播金牌讲师大赛，更是汇聚了国内医学各专业领域的大咖担任导师，堪称史上最强导师团。

【"生命的微光"公益系列】

2021年1月，蝴蝶学院在中国互联网发展基金会、中国医师协会的支持下，发起组织《生命的微光》新年公益演讲。此演讲在全国首开医学人文类新年演讲，由《对白》栏目总导演和《我是演说家》总撰稿携手打造。抗疫英雄、战地记者、流量博主、生死场上的见证人通过讲述一个个最朴素、最真实、最具穿透力的生命故事，聚合生命的微光、传递生命的力量。张泉灵、樊登等社会知名人士为活动助力，微博超话流量达亿级。"生命的微光"公益系列由新年演讲、微访谈、微纪录片、城市微光夜跑组成。

三、"蝶代"平台

为探索健康品牌建设发展的新模式、新方法，不断提升基层健康传播能力，加快推进健康传播事业发展，中国医师协会健康传播工作委员会携手成员单位"海鹚科技"于2020年9月共同创新推出全国首个健康传播科技赋能平台——"蝶代"。目前，平台一期项目已优化升级完成，主要功能包含两大部分。一是提供健康微站、5G直播、AI营销等传播工具，满足健康传播工作者各类个性化宣传需求；二是作为健康传播工作委员会云办公平台，高效实现对所有成员集中管理、线上办公；三是提供蝴蝶学院线上与线下培训的人才库、资源库、学员库。

四、"12345"建设体系

蝴蝶学院根据"12345"建设体系为指引开展工作，具体如下。

"一个中心"：以挖掘、孵化、培养健康传播新型人才为中心任务，逐步向培养现代医院管理新型人才覆盖。

"两大计划"："泽希计划"于2017年正式提出，旨在实现医学知识的连接，整合健康传播资源，提升公众辨别健康知识的能力，提升全民的健康素养。"彩蝶孵化计划"暨"基层健康传播能力提升工作"于2018年正式发布，旨在挖掘、孵化基层健康传播人才，切实提升基层医疗机构健康传播能力，以传播之力增强基层百姓获得感和提升百姓健康素养。

"三大平台"：中国医师协会建有"蝴蝶健康"科普平台、"蝴蝶学院"健康传播人才孵化平台及"蝴蝶公益"共享服务平台，三大平台承载着优秀内容生产、专业人才培养、社会力量参与的三大职能，互为补给，互为支撑。

"四大库"：由中国医师协会健康传播工作委员会2833个成员组成的超级聚合体为依托，拥有强大的专家库、科普资源库、案例库与师资库。

"五个一工程"：坚持打造"每日一健康常识""每周一榜单""每月一公益课堂""每季度一高峰云享""每年一大会"，以互联网为纽带，提升工作委员会内部凝聚力和外部影响力。

五、机构设置

联合总基地（1个）

南通大学附属医院（中国医师协会健康传播工作委员会秘书处）
中国传媒大学媒介与公共事务研究院

联合研究中心（1个）

中国传媒大学健康中国创新传播研究中心

创新基地（2个）

上海浦东健康传播新媒体创新基地
海南自贸港健康传播新媒体创新基地

实训基地（22个）

北京大学医学继续教育学院

南开大学继续教育学院

广东医科大学健康促进与医学传播学研究所

广东省卫生健康委政务中心

东南大学中大医院

河南省人民医院

右江民族医学院附属医院

西安交通大学第一附属医院

西安中医脑病医院

中国医科大学第一附属医院

四川大学华西医院

北京儿童医院

天津医科大学总医院

山西省中医院

广东省妇幼保健院

深圳市儿童医院

浙江恩泽医疗集团

河西学院附属张掖人民医院

北京和睦家医院

山东平原县人民医院

腾讯科技（深圳）有限公司

北京媒商实验室